ADAPTATION FONCTIONNELLE

DES MUSCLES ET DES TENDONS

À LA SUITE

DES RÉSECTIONS

PAR

Le Dr Armand CHAINTRE

EX-INTERNE DES HÔPITAUX ET DE LA MATERNITÉ DE LYON
LAURÉAT DE LA FACULTÉ DE MÉDECINE
(Médaille d'argent, 1888)
MEMBRE ADJOINT DE LA SOCIÉTÉ DES SCIENCES MÉDICALES

LYON
ASSOCIATION TYPOGRAPHIQUE
F. Plan, rue de la Barre, 12.

1890

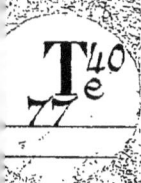

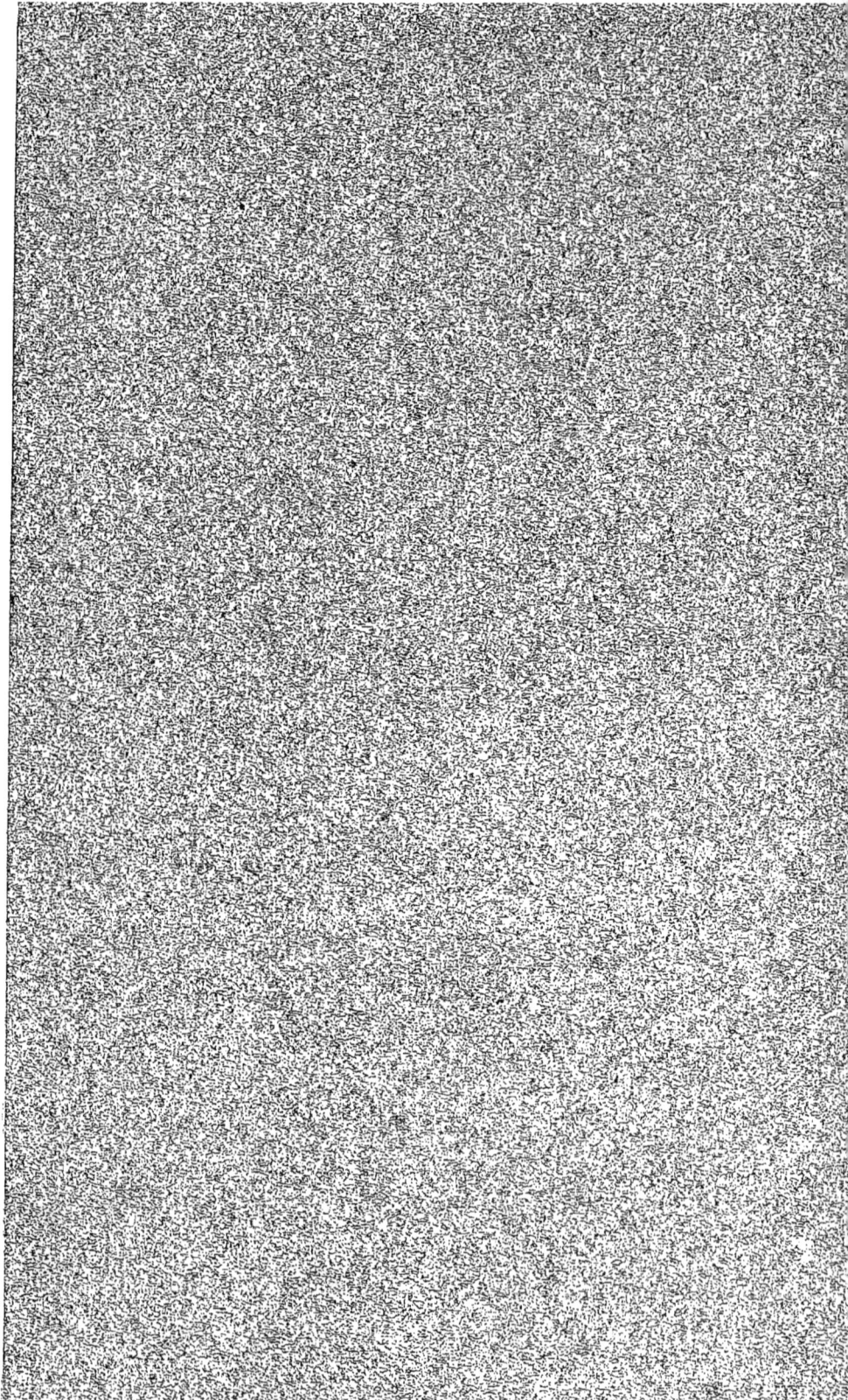

ADAPTATION FONCTIONNELLE

DES MUSCLES ET DES TENDONS

A LA SUITE DES RÉSECTIONS

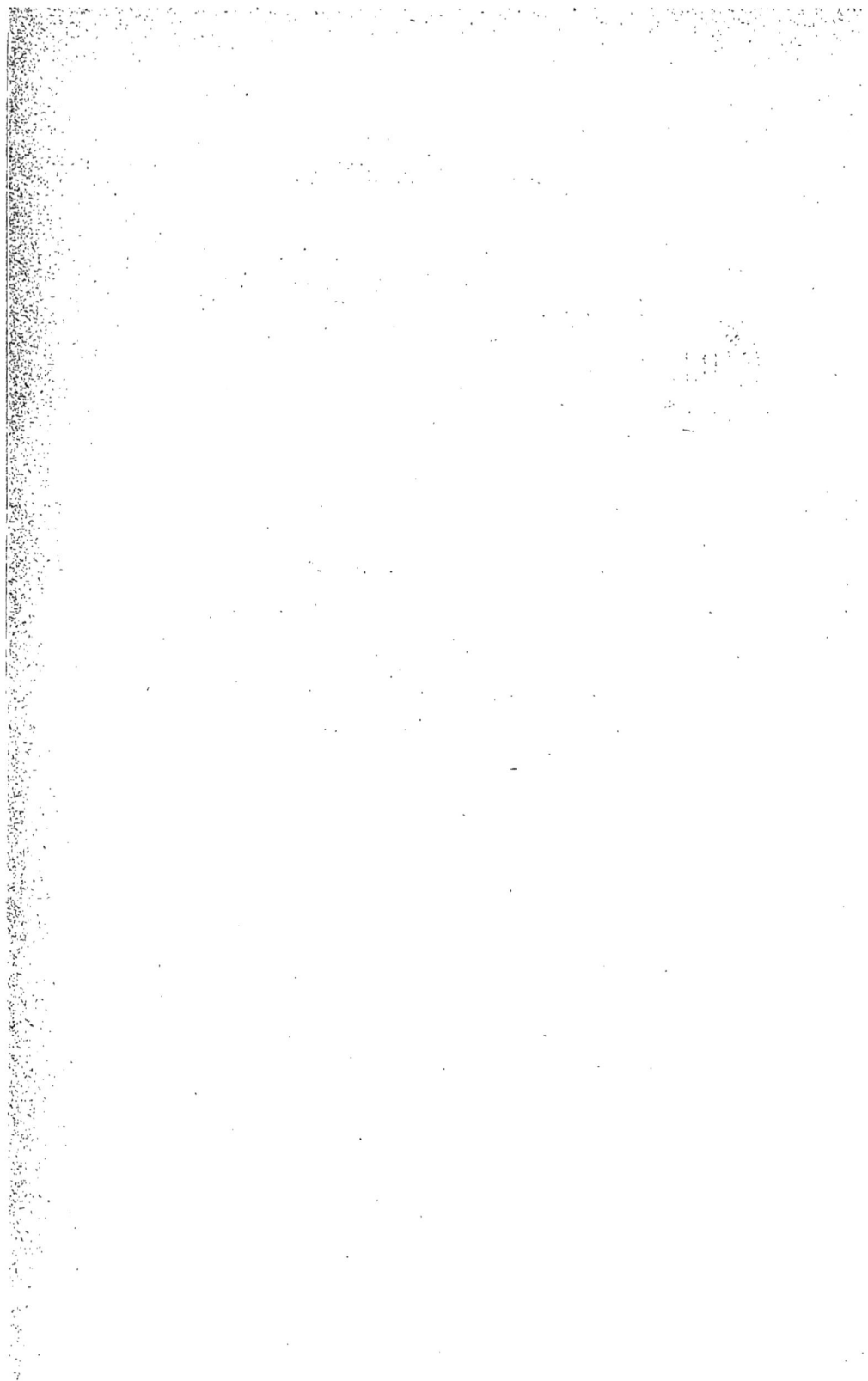

ADAPTATION FONCTIONNELLE

DES MUSCLES ET DES TENDONS

A LA SUITE

DES RÉSECTIONS

PAR

LE Dʳ ARMAND CHAINTRE

EX-INTERNE DES HÔPITAUX ET DE LA MATERNITÉ DE LYON

LAURÉAT DE LA FACULTÉ DE MÉDECINE

(Médaille d'argent, 1886)

MEMBRE ADJOINT DE LA SOCIÉTÉ DES SCIENCES MÉDICALES

LYON

ASSOCIATION TYPOGRAPHIQUE

F. PLAN, rue de la Barre, 12.

1890

DU MÊME AUTEUR

1º **Plaie par coup de couteau de la carotide externe.** (*Gazette des hôpitaux*, 1888.)

2º **Epithélioma intra-labial.** (*Lyon Médical*, 1888.)

3º **De la névrectomie dans les névralgies du nerf sous-orbitaire.** (*Province Médicale*, 1888.)

4º **Des tumeurs de la glande sous-maxillaire.** (*Gazette des hôpitaux*, 1888.)

5º **Contribution à l'étude de l'ectromélie.** (*Lyon Médical*, 1888.)

6º **Fractures du crâne par balles de revolver.** (*Lyon Médical*, 1888.)

7º **De l'épithélioma des cicatrices.** (*Gazette médicale*, 1889.)

8º **Des thrombus intra-vaginaux consécutifs à l'accouchement.** (*Lyon Médical*, 1889.)

9º **Contribution à l'étude de la conicité physiologique des moignons d'amputation.** (A paraître, *Revue de chirurgie*, 1890.)

10º **Kyste hydatique de la rate. — Laparotomie. — Guérison.** (A paraître, *Revue de chirurgie*, 1890.)

ADAPTATION FONCTIONNELLE

DES

MUSCLES ET DES TENDONS

A la suite des Résections

INTRODUCTION

Pendant notre internat dans le service de M. le professeur Ollier, nous avons eu l'occasion de voir un assez grand nombre de malades auxquels notre maître avait pratiqué différentes résections sous-périostées. En les examinant au point de vue fonctionnel, notre attention fut attirée sur ce fait : l'adaptation parfaite des muscles et des tendons à la nouvelle articulation reconstituée. L'adaptation des faisceaux musculaires et tendineux, en rapport avec la longueur du membre réséqué, nous a paru inté-ressante à étudier. Nous avons, du reste, été dirigé dans cette voie par des expériences déjà anciennes faites à ce sujet à la clinique, expériences qui ont

précédé celles de Marey. Notre tâche se bornait donc
à entreprendre de nouvelles études, dans lesquelles
nous nous sentions sûrement dirigé, et à rechercher les résultats du travail intime par lequel muscles et tendons devenaient capables d'accomplir leurs
nouvelles fonctions. Incidemment, nous avons été
amené à entreprendre de nouvelles expériences sur
la résection partielle des tendons ; bien que ce sujet
ne rentre pas d'une façon absolue dans le cadre de
notre travail, nous avons cru devoir néanmoins publier
nos propres observations.

A cette question, se rattachait celle du raccourcissement des tendons, destiné à pallier à l'absence ou à
l'insuffisance du travail d'adaptation en longueur ; ce
raccourcissement indiqué, par Bœckel, puis par Reverdin a été pratiqué pour la première fois par M. le
professeur Ollier qui a employé à cet effet un procédé
spécial et avec un entier succès.

La question ainsi envisagée était trop vaste et exi-
geait des expériences trop nombreuses pour que
nous puissions la renfermer dans les limites de ce
modeste travail. Elle réclame de nouvelles études
que nous avons l'intention de poursuivre, encouragé
que nous sommes par les conseils de notre maître.

Dans un premier chapitre, nous étudierons l'adaptation fonctionnelle des muscles et des tendons à la
suite des résections faites ou non suivant les règles
de la méthode sous-périostée, en citant nos expériences et en les commentant.

Dans un second chapitre additionnel, nous expose-
rons nos résultats expérimentaux, relatifs à la résection partielle des tendons.

La troisième partie de ce travail sera consacrée aux indications du raccourcissement opératoire des tendons, et enfin, dans un dernier chapitre, nous étudierons les différents procédés auxquels on pourra s'adresser.

C'est sur les conseils de M. le professeur Ollier, que nous avons entrepris cette étude. Nous devons le remercier non seulement de l'appui qu'il nous a prêté et de l'honneur qu'il nous fait en acceptant la présidence de notre thèse, mais encore de la bienveillance qu'il nous a montrée, alors que nous étions son interne. Que ce cher et vénéré maître, veuille bien recevoir ici l'hommage de notre respectueuse reconnaissance.

Toutes nos expériences ont été faites avec le concours de notre ami, M. le Dr Mondan, chef du laboratoire de la clinique chirurgicale, concours qui nous a été plus précieux que nous ne saurions le dire. Nous le prions d'accepter nos remerciments et l'expression d'une vive sympathie.

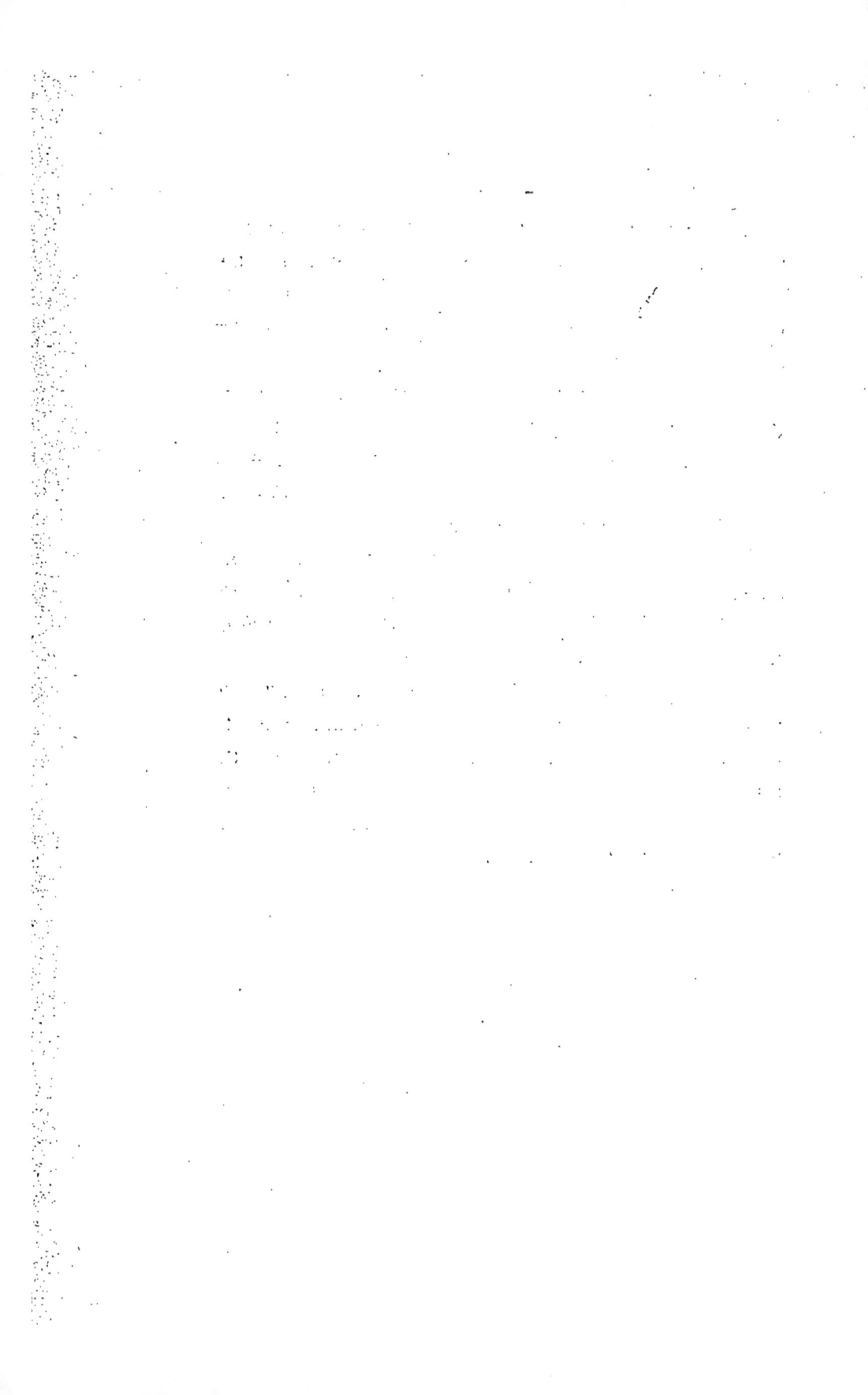

CHAPITRE PREMIER

§ 1ᵉʳ — Adaptation fonctionnelle des muscles et des tendons à la suite des résections sous-périostées.

————

L'autorégulation des muscles et des tendons, et leur adaptation aux différentes fonctions qu'ils peuvent avoir à accomplir, est aujourd'hui une question déjà bien étudiée au point de vue anatomique. De nombreux observateurs ont noté cette morphologie toute particulière du muscle se pliant à de nouvelles attributions, et modifiant plus ou moins sa structure, pour se prêter à ses diverses adaptations.

A l'ancienne dénomination d'atrophie musculaire, s'appliquant aux changements d'état des muscles, dont le travail était annulé ou changé, atrophie constatée par tous les chirurgiens, les anatomistes ont substitué l'expression d'adaptation fonctionnelle, comprenant le retour à l'état tendineux des faisceaux moteurs qui avaient cessé leur action.

Notre intention n'est pas de revenir sur cette distinction et d'envisager à nouveau cette partie importante de la physiologie musculaire ; nos recherches

Cu.   2

ont porté surtout sur l'adaptation en longueur du muscle tout entier. La question se pose aisément ainsi :

Étant donnée la résection d'une certaine portion osseuse, et par conséquent la diminution de longueur du levier, comment le muscle adapte-t-il sa forme à cette nouvelle longueur du bras de levier? Quelle portion du muscle subit cette diminution du diamètre longitudinal ? Est-ce la portion musculaire ? Est-ce la portion tendineuse ?

Nous n'avons étudié ce sujet qu'au point de vue des résections, et dans le but d'apporter un faible contingent à l'étude de ces opérations conservatrices, si magistralement exposée par M. le professeur Ollier dans un récent ouvrage. On trouvera les faits et les théories que nous exposons, déjà formulés par notre maître comme des hypothèses vraisemblables que l'expérimentation ne devait pas tarder à démontrer. Nous nous sommes, du reste, borné à publier des résultats purement chirurgicaux, n'ayant en vue que de perfectionner, si faire se pouvait, la technique des résections articulaires.

La non-adaptation de la longueur du faisceau musculaire à celle du levier osseux entraîne fatalement avec elle des déformations du membre, consécutives à l'opération ; de là, nécessité de raccourcir ou d'allonger le tendon dont l'action est nécessaire aux fonctions de mouvement.

Nos expériences portent sur deux ordres de faits, les résections sous-périostées et les résections dans lesquelles le périoste n'a pas été conservé ; différence

capitale, comme on le sait, au point de vue de la conservation de la longueur du membre, et dont l'importance se comprend dans les faits que nous avons à
envisager. Nous verrons plus loin la différence de nos
résultats, suivant que nous avons employé telle ou
telle méthode.

Sans vouloir faire l'historique de la question, il
nous a paru bon d'indiquer les résultats auxquels
sont arrivés les expérimentateurs ; nous empruntons
ces détails, pour ce qui regarde la partie anatomique
à la thèse de M. Herr (*Morphologie et fonction dans
le système de la vie de relation chez l'homme*. Lyon,
1889, n° 480), thèse inspirée par notre ami, M. Jabou-
lay, professeur agrégé, chef des travaux anatomiques.

Borelli (1685), Weber, Cléland, étudient le rap
port qui existe entre la longueur du muscle et la
quantité dont il peut se raccourcir.

Fick et Gubler, Henke, Huceter, établissent que les
muscles sont doués d'une autorégulation qui est à la fois
fonction de sa formation organique, et aussi des phénomènes de nutrition déterminés par les mouvements,
la contraction de ces muscles. J. Guérin et Marey sont
arrivés aux mêmes conclusions. Dans l'immobilité, le
tendon se substitue au muscle sur une plus ou moins
grande étendue, tandis que le phénomène inverse se
reproduit après la réapparition des mouvements.

Dans un récent travail, Wilhelm Roux a étudié les
modifications musculaires succédant aux modifications
organiques du squelette : ankylose, cyphose, scoliose,
déformations rachitiques.

Le premier, Marey, s'est adressé à l'expérimenta-

tion, dans des conditions analogues aux nôtres, et a
établi que la longueur du levier réglait la longueur des
fibres musculaires. Après résection du calcanéum, il
a constaté, du côté du triceps sural un raccourcissement musculaire évident, et en même temps une aug-
mentation de longueur du tendon.

Les chiffres qu'il indique sont les suivants :

Longueur du muscle. — Côté opéré. . . . 27ᵐᵐ
       —   —   Côté sain . . . . 37 »
Longueur du tendon. — Côté opéré . . . 50 »
       —   —   Côté sain . . . . 36 »

Dans des expériences comparatives sur des animaux d'espèce différente, Marey constata également
que le raccourcissement de la fibre musculaire variait
avec le travail qu'avaient effectué les muscles des
différents sujets.

Notre but n'est pas de reprendre ces expériences,
si admirablement conduites et si bien démonstratives ;
peu importe, en somme, au chirurgien, que la portion musculaire ait diminué de longueur plus que la
portion tendineuse ; ce qu'il lui faut, c'est un muscle dont la longueur, comme la structure, se soit parfaitement accommodées aux fonctions qu'il va avoir
à remplir.

Nous avons donc, dans nos expériences, soigneusement noté tout ce qui se rapportait à la longueur des
faisceaux musculaires et tendineux, examinée comparativement des deux côtés. Toutes les fois que cela nous
a été possible, nous avons indiqué exactement les chiffres obtenus ; mais, dans un certain nombre de cas,

nous n'avons pu obtenir de résultats certains. Nous avons publié néanmoins nos expériences, dans lesquelles nous avons relaté tout ce qui se rapportait à l'état des muscles.

Corrélativement à l'expérimentation, nous eussions vivement désiré donner des résultats constatés à l'autopsie chez l'homme; malheureusement, nous n'avons pas eu l'occasion d'en faire, depuis un an, époque à laquelle commencent ces expériences. Nous avons cherché dans les relations d'autopsies anciennes, mais sans grands résultats; il nous a donc fallu nous contenter des résultats constatés chez de vieux réséqués.

*Résection totale du fémur par la méthode
sous-périostée.*

L'opération a été pratiquée sur un jeune chat. Nous glissons rapidement sur tous les détails qui ne se rapportent pas immédiatement à notre sujet. (Opération pratiquée le 22 juillet 1889.)

La longueur du fémur enlevée est de 59 millimètres.

Le *15 novembre* suivant, on sacrifie l'animal.

Les masses musculaires de la cuisse pèsent comparativement :

Côté sain. . . . . 98 gr.
Côté opéré. . . . . 51 »

Les masses musculaires de la jambe pèsent :

Côté sain. . . . . 35 gr.
Côté opéré . . . . 29 »

Le détachement de tous ces muscles n'a pas été fait d'une façon bien rigoureuse. Aussi, ne pouvons-nous donner que des résultats approximatifs. Les muscles de la cuisse sont atrophiés et grisâtres ; les adducteurs forment des masses globuleuses légèrement rétractées.

Les muscles de la jambe ont presque leur aspect normal, ils sont seulement un peu plus pâles. Les insertions musculaires sont partout absolument normales ; les fessiers s'insèrent sur tout le pourtour d'une apophyse trochantérienne très nette, par des tendons brillants, aplatis, semblables à ceux du côté sain.

Le psoas iliaque vient en avant s'implanter sur le fémur, au-dessous de la capsule qu'il continue, et à laquelle il n'adhère que faiblement. Les extenseurs de la jambe, par corps isolés, s'insèrent sur le fémur et l'os iliaque, et en bas le droit antérieur vient se fixer sur le bord supérieur de la rotule, absolument mobile et normale. De même, les jumeaux se fixent par des tendons isolés sur les parties latérales renflées de l'extrémité inférieure du fémur ; ils occupent leur situation normale en arrière.

La longueur du fémur est des deux côtés :

Côté sain. . . . . 88^{mm}
Côté opéré . . . . 53^{mm},5

La quantité d'accroissement du côté sain est donc de 88 millimètres, longueur actuelle, diminuée de la longueur du fémur mesurée au moment de l'opération, c'est-à-dire 59^{mm}. Cette différence est de 27^{mm}.

Pendant cette période d'accroissement de 27 millimètres, le fémur du côté opéré s'est reproduit presque en totalité, puisque sa longueur actuelle n'est que de 8 millimètres inférieure à celle qu'il avait avant l'opération.

Expérience II

Résection sous-périostée du genou.

L'animal, sujet de l'expérience, est un chien âgé d'un mois et demi environ. (Le 13 avril 1889, on fait une implantation de clous de plomb dans la diaphyse.)

Le 18 avril, on pratique une résection ultra-épiphysaire du genou droit. (Les clous n'ont pas suppuré.) L'opération est faite avec le plus grand soin et une antisepsie rigoureuse. Les extrémités osseuses sont encore cartilagineuses ; aussi, reste-t-il dans la plaie une quantité assez notable de petits lambeaux de cartilage. Néanmoins, les extrémités enlevées ont bien leur forme normale, et le trait de cisaille a passé au delà des épiphyses dans la région juxta-épi-physaire.

Hauteur d'os enlevée :

Fémur 15ᵐᵐ
Tibia . . . . 9 »

25 novembre. — On sacrifie l'animal. Le chien avait beaucoup grandi, il marchait bien sans se servir de sa patte de derrière droite, ou du moins en s'appuyant rarement sur ce membre.

A la dissection, on trouve une atrophie des muscles de la cuisse peu marquée, sauf pour les adducteurs, qui présentent seulement une légère teinte feuille morte. L'atrophie paraît avoir isolément frappé certains groupes musculaires : ainsi le triceps crural diffère peu comme aspect de celui du côté opposé.

Il existe des deux côtés une adipose très marquée, qui ne paraît pas être sensiblement plus grande du côté réséqué.

Après avoir soigneusement mis à nu le tendon d'Achille, on mesure sa longueur :

Côté sain. . . . . 66^{mm}
Côté opéré. . . . . 59 »

Le tendon est parfaitement semblable des deux côtés comme volume et comme forme.

La mensuration totale des fléchisseurs de la patte (point de repère exactement mesuré) donne pour la totalité :

Côté sain . . . . 179^{mm}
Côté opéré . . . . 169 »

Il est impossible, en raison de la forme du muscle, de mesurer séparément les portions musculaires et tendineuses.

Le tendon rotulien paraît légèrement rétracté ; la diminution de volume porte seulement sur le sens de la longueur :

Côté sain. . . . . 29^{mm}
Côté opéré. . . . . 21 »

Mais le muscle droit interne présente une particularité intéressante : normalement, ce muscle s'insère

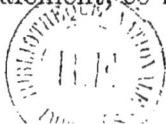

sur une surface plane de 5 millimètres de diamètre, au niveau de la tubérosité interne du tibia. Du côté opéré, il y a une reproduction exubérante du plateau tibial, et notamment de sa face interne. Précisément à ce niveau, l'insertion du muscle droit interne a subi des changements : le faisceau, formé par des fibres tendineuses, mais surtout musculaires, entremélées, est plus large et plus épais que celui du côté sain, lorsqu'on les examine comparativement.

Quant au reste du muscle, il reste très légèrement atrophié et diminué de volume ; sa couleur a cependant peu changé.

Il est difficile de pratiquer une mensuration exacte de ce dernier muscle, à cause de la presque impossibilité de placer symétriquement les deux membres homologues de l'animal.

Voici toutefois des résultats approximatifs :

Longueur totale du muscle.
{ Côté sain. . 189ᵐᵐ
{ Côté opéré. . 151 »

Il en est de même pour le grand adducteur, que nous avons mesuré en nous servant comme point de repère inférieur, non pas de son insertion osseuse, mais d'un point où son aponévrose décrit un repli falciforme en se jetant sur l'aponévrose du muscle voisin.

Longueur totale. . . . . .
{ Côté sain . 130ᵐᵐ
{ Côté opéré. 92 »

Pour nous rendre compte approximativement du degré d'atrophie des muscles et de leur changement de volume, nous avons séparé, à l'aide de la rugine, trois muscles de leurs insertions osseuses. Nos chiffres nous paraissent exacts, car nous avons enlevé soigneusement tout les pelotons adipeux intrafasciculaires.

Triceps crural. . . . . . . { Côté sain. 44 gr. 5.
{ Côté opéré 25 »

Fléchisseur de la patte . . { Côté sain . 10 gr.
{ Côté opéré. 7 »

Droit interne . . . . { Côté sain . 20 gr.
{ Côté opéré. 17 ».

Nous nous bornons à citer ces détails de l'observation, tout en faisant remarquer que l'articulation était régulièrement mobile suivant son type normal.

EXPÉRIENCE III

Résection sous-périostée de l'articulation du genou.

19 décembre 1889. — Chez un lapin de 7 mois, ayant achevé son complet développement, on aborde le genou droit par une incision pratiquée à la face interne, et sans chercher à faire une résection sous-périostée régulière, mais en se servant cependant du détache-tendon, on résèque le fémur sur une hauteur de 53 à 54 millimètres. L'os était raréfié, et a éclaté sous la pression des instruments, les esquilles ont été soigneusement enlevées. On suture après avoir fait l'antisepsie de la plaie.

5 janvier. — L'animal meurt, après avoir présenté cependant un état général satisfaisant, il s'était infecté secondairement. La plaie s'était fermée et, par dessous, un gros abcès s'était formé, envahissant les muscles de la cuisse. Il est complètement impossible, en raison de la diffusion de la suppuration, de mesurer les muscles et les tendons, qui sont généralement atraphiés. Les masses musculaires, très raccourcies, sont comme tassées sur la racine de la cuisse, et forment là un gros corps charnu infiltré de pus. Toutefois, on constate nettement que le tendon rotulien est sensiblement plus court, mais, en revanche, il est plus large et comme étalé. Il y a un peu de régénération des extrémités articulaires sous forme d'un noyau osseux, aplati, enveloppé de tissus fibreux qui le relient et l'attachent solidement au fémur et au tibia.

Expérience IV

Résection du radius et du cubitus chez un chien ayant accompli son accroissement complet (méthode sous-périostée).

26 décembre 1887. — On résèque par deux incisions longitudinales dans la direction de chacun de ces deux os, en conservant le périoste, les extrémités ou plutôt les moitiés inférieures de ces deux os.

Tous les tendons sont ménagés avec soin. Un tendon qui s'insère sur le radius étant resté flottant, on le résèque. On a enlevé en hauteur :

Radius . . . . 49^{mm}
Cubitus. . . . . 54^{mm}

27 février. — On sacrifie l'animal qui est guéri depuis un mois. Plaie cicatrisée. La patte ballottait, pendante en avant. Jamais l'animal ne l'appuyait par terre. Le chien, qui était très bien portant jusqu'à ces derniers jours, avait perdu son entrain et son appétit. La cicatrisation de la plaie s'est faite sans accidents d'infection, sans abcès secondaire.

On fait sur les deux pattes les mensurations suivantes, portant sur les muscles de la patte et leurs tendons :

En totalité (tendon et muscle.	Côté sain .	172^{mm}
	Côté opéré	116 »
Gros radial antérieur :		
Portion musculaire	Côté sain .	116 »
	Côté opéré	100 »
Portion tendineuse	Côté sain .	56 »
	Côté opéré	16 »

Le point où se terminent les fibres musculaires sur le côté sain est très net, il n'en est plus de même sur le côté opéré, où la décoloration résultant de l'atrophie les confond avec les fibres tendineuses qui ont, de leur côté, perdu leur aspect poli et brillant. L'atrophie n'est pas très prononcée, mais elle est disséminée.

Extenseur propre du 5ᵉ doigt.	En totalité	Côté sain . 144ᵐᵐ
		Côté opéré 98 »
	Portion musculaire	Côté sain . 110 »
		Côté opéré 73 »
	Portion tendineuse	Côté sain . 34 »
		Côté opéré 25 »
Extenseur commun des orteils.	En totalité	Côté sain . 154ᵐᵐ
		Côté opéré 103 »
	Portion musculaire	Côté sain . 90 »
		Côté opéré 61 »
	Portion tendineuse	Côté sain . 64 »
		Côté opéré 42 »
Cubital antérieur.	En totalité	Côté sain . 147 »
		Côté opéré 108 »
	Portion musculaire	Côté sain . 113 »
		Côté opéré 82 »
	Portion tendineuse	Côté sain . 34 »
		Côté opéré 26 »

Les mensurations de ces divers muscles ont pu être faites dans d'assez bonnes conditions de certitude. Il est toutefois impossible de mesurer les fléchisseurs. Ces muscles sont d'ailleurs très sensiblement moins atrophiés que les extenseurs. L'atrophie est cependant moindre, et l'envahissement par le tissu cicatriciel moins prononcé que dans le chien de l'expérience II. La disposition anatomique reste toutefois la même, en corrélation avec la même position vicieuse de la patte. Toutefois, au lieu d'une pseudarthrose fibreuse, il y a ici une véritable articulation avec cavité intermédiaire synoviale. La capsule fibreuse est bien constituée.

Les extrémités réséquées sont renflées, mais moins que dans l'autre expérience : elles ne présentent pas de gros bourgeons cartilagineux. Un manchon fibreux les enveloppe, auquel prennent part les muscles profonds, atrophiés, dégénérés et à peu près méconnaissables. Ce manchon fibreux s'insère d'autre part sur le pourtour des os du carpe. La cavité synoviale, qui s'est vidée pendant la dissection, contenait un liquide filant, huileux, de couleur brunâtre, produite par une certaine quantité de sang. Cette cavité n'était d'ailleurs pas unique, mais bien cloisonnée par des brides fibreuses. Les ligaments sont très extensibles, et l'on peut produire entre les surfaces opposées un écartement de plusieurs centimètres; mais la contraction des muscles amenaient ces surfaces presque complètement en contact.

La longueur du membre, mesurée de la face postérieure de l'olécrâne à l'interligne trapézo-métacarpien (la patte opérée étant mise autant que possible dans l'axe de l'avant-bras) est la suivante des deux côtés :

Côté sain.............. 159^{mm}
Côté opéré. .... 112^{mm}

Expérience V

(Due à M. le professeur Ollier.)

(Traité de la régénération des os, t. 1, p. 331.)

Reconstitution de l'articulation de l'épaule à la suite de l'extirpation sous-périostée de plus de la moitié supérieure de l'humérus. — Rétablissement parfait des fonctions, malgré raccourcissement notable.

Sur un chien de 9 mois, nous enlevons les trois cinquièmes supérieurs de l'humérus. La portion enlevée représentait 6 c. 1/2. Le périoste, les ligaments et toutes les attaches musculaires furent conservés ; le biceps, tiré hors de sa gouttière par un crochet mousse, fut disséqué avec soin. Opération faite le 2 février 1865.

Pendant quelques jours, écoulement par la partie supérieure de la plaie d'un liquide séro-purulent. Malgré un bandage contentif, ce membre se trouve raccourci de 2 c. 1/2 au dixième jour et reste dans cet état. Les fonctions du membre se rétablirent peu à peu. Au bout de 2 mois le chien s'appuyait sur sa patte, et trois mois après il courait, sautait, comme s'il n'avait pas subi d'opération. C'est un des plus beaux résultats que nous ayons eu à ce point de vue. Le membre était cependant de 3 c. 1/2 plus court que l'autre ; car le membre sain s'était accru pendant ce laps de temps.

A l'autopsie, faite le 17 mai, 118 jours après l'opération, nous constatons la reproduction d'une masse
osseuse de 48 millimètres de longueur, renflée à sa
partie supérieure et remplaçant comme forme et
comme fonction la partie enlevée.

L'humérus joue dans la cavité glénoïde, dans tous
les sens, bien que certains mouvements soient encore
limités. Tous les muscles se retrouvent sur la pièce
avec leur rapports normaux, ils sont seulement plus
petits et moins colorés que sur le membre sain. Le
biceps glisse dans une coulisse profonde. Autour de
l'articulation est une capsule très forte; la calotte
humérale n'est nullement reproduite en tant que partie
recouverte de cartilage, mais elle est remplacée par
une masse ostéo-fibreuse qui est unie au cartilage de
la cavité glénoïde par des tractus fibreux assez épais,
et qui forment là comme une espèce de ligament
rond.

Nous ferons remarquer, à propos de cette observation, que tous les muscles ont été disséqués avec
soin. Ils étaient dans leur ensemble pâles et encore
atrophiés, relativement à ceux du côté sain, mais leurs
rapports réciproques étaient parfaits; aussi, toutes les
nuances du mouvement paraissaient-elles conservées,
malgré un raccourcissement du membre dû au défaut
d'accroissement de l'os reproduit.

Dans une seule de nos expériences, il nous a été
possible de noter d'une façon exacte et rigoureuse ce
que devenaient, un certain temps après la résection,

Ch.   3

le muscle et le tendon examinés comparativement au point de vue de leur longueur.

. Quoi qu'il en soit, les résultats généraux que nous avons obtenus nous conduisent à cette conclusion, en rapport avec les expériences de Marey : que la fibre musculaire contribue pour une plus large part, que la fibre tendineuse, au raccourcissement total du muscle. En établissant des rapports de proportion entre les chiffres de nos mensurations, nous avons vu que le coefficient ainsi obtenu est plus élevé pour la fibre musculaire que pour la fibre tendineuse : ce qui revient à dire, en somme, que le muscle se raccourcit plus que son tendon. Néanmoins, il faut noter ce point important : c'est que le tendon diminue également de longueur, et cela d'une façon assez marquée ; ceci indiquerait que la transformation tendineuse du muscle ne s'effectue pas dans la résection ainsi pratiquée, comme dans celle du calcanéum qu'avait faite Marey. Si l'on admettait, au contraire, cette transformation, il s'en suivrait, comme une conséquence toute simple, que le tendon fait à lui seul tous les frais du raccourcissement, et qu'il doit la persistance de la plus grande partie de sa longueur à cette transformation elle-même. On peut choisir évidemment entre ces deux interprétations. Il paraît toutefois évident que le muscle prend une large part à ce raccourcissement en totalité.

Nous ne voulons pas forcer la valeur de nos chiffres et leur faire dire plus que leur signification ne comporte. Le soin avec lequel nous avons écarté toute mensuration douteuse dans les expériences précédentes indique bien que nous n'avons voulu donner que des résultats certains et absolument contrôlés. Nous reviendrons sur ce sujet en examinant les résultats des expériences suivantes, pratiquées par d'autres méthodes, et nous comparerons les résultats.

Que ce soit le tendon ou le muscle qui se raccourcisse, cela peut avoir une importance spéciale au point de vue de la physiologie intime du tissu musculaire; mais, comme nous le faisions remarquer plus haut: le raccourcissement a lieu pour la totalité du faisceau, et c'est là ce que demande le chirurgien. Quelque soigneuses que puissent être des expériences, on ne peut songer à réaliser avec elles ce qui, en réalité, se passe chez l'homme soumis aux mêmes conditions. Chez l'homme, la plupart des résections articulaires, faites selon la méthode sous-périostée, à l'effet de reconstituer une nouvelle articulation, sont presque immédiatement suivies de mouvements imprimés par le chirurgien, mouvements qui tirent sur le muscle, et qui ne font que précéder de bien peu les mouvements vraiment actifs accomplis par ce dernier. Il n'est donc pas étonnant que chez lui l'atrophie causée par la maladie osseuse ou articulaire préexistante n'aille pas en augmentant mais plutôt en diminuant. Chez l'animal, les conditions ne sont pas les mêmes: il est difficile d'instituer un traitement post-opératoire analogue à celui que l'on peut appliquer à l'homme. De plus, la position vicieuse du membre chez l'animal vient encore augmenter les divergences que l'on constate en comparant les résultats. Aussi, l'atrophie est-elle, en général, marquée dans les muscles du membre : cette atrophie est cependant moindre que dans les résections parostales, ou dans celles où l'on ne suit aucune règle opératoire, comme nous le verrons plus loin.

Dans notre première expérience, la diminution de volume des muscles était beaucoup plus marquée à la cuisse qu'à la jambe. En représentant l'atrophie du muscle de la cuisse par le coefficient 19, celle du muscle de la jambe serait indiquée par le coefficient 12 : d'où une différence de plus d'un tiers. Ce fait expérimental est du reste en corrélation avec ce que nous avons remarqué à la clinique de notre maître, chez de nombreux réséqués du genou : chez eux, l'atrophie paraît en général plus marquée à la cuisse. Une objection facile à prévoir est celle-ci : si la jambe est moins atrophiée, c'est que les extrémités inférieures de la jambe restant dans leur état normal, les muscles conservent leur action ; mais on peut répondre que immédiatement après l'opération, tout le membre inférieur est pris dans une attelle plâtrée, qui rend les mouvements impossibles. Néanmoins, il est indéniable que cette explication a une certaine valeur.

On comprend, du reste, aisément que les résections sous-périostées soient compatibles, plus que les autres résections, avec la conservation de la vitalité du tissu musculaire, puisque les points d'attaches musculaires sont soigneusement détachés et conservent sous eux une certaine épaisseur de tissus périostiques et périarticulaires. Nous n'avons, du reste, pas l'intention de revenir sur une question si bien étudiée par M. le Dr Mondan, à la clinique de M. Ollier (Th. de Lyon, 1882).

L'expérience II renferme des détails intéressants qui doivent être mis en lumière. Nous signalerons tout d'abord ce fait capital, qui démontre bien l'adaptation parfaite du muscle à ses nouvelles fonctions. C'est l'agrandissement du faisceau d'insertion du muscle droit interne de la cuisse, agrandissement en rapport avec l'exubérance de reproduction des surfaces osseuses auxquelles il s'unit normalement. En plaçant à côté l'un de l'autre le membre normal et le membre opéré, cette différence était extrêmement saillante : le faisceau, charnu du côté réséqué, était plus volumineux, et, fait curieux, que l'on peut rapprocher de ce que nous disions plus haut au sujet du raccourcissement isolé de la portion musculaire et de la portion tendineuse, de ce côté réséqué, il y avait moins de fibres tendineuses et davantage de fibres musculaires entremêlées. Non seulement il y a eu dans ce cas adaptation dans le sens de la longueur, mais encore on rencontre l'adaptation de forme ; et en raison de ce que l'on observait, il était peut-être permis de conclure qu'avec un traitement approprié, ce muscle serait devenu aussi puissant, sinon plus, que son congénère du membre normal. Nous n'insistons pas sur la mensuration pratiquée chez cet animal ; il nous a été impossible de la contrôler avec une rigoureuse exactitude. L'animal était jeune, et la résection a été suivie de troubles, d'arrêt de développement dans le membre opéré. Il est facile de voir cependant, en comparant la différence de longueur des deux membres, opéré et sain, et de celle des muscles, que la rétraction des muscles s'est faite parallèlement au développement du membre.

On note cependant, en raison de l'inactivité du
membre opéré, une diminution de longueur du tendon rotulien, diminution de près d'un tiers. L'étude
des dimensions du tendon d'Achille et des muscles
antérieurs de la jambe montre aussi qu'il n'y a pas
de différence bien saillante pour ce qui regarde le raccourcissement isolé du muscle et du tendon.

Les pesées des différents muscles nous ont donné
des résultats malheureusement discordants : certains
groupes musculaires avaient subi une énorme diminution de volume, tandis que leurs voisins étaient, par
contre, peu touchés.

Notre troisième expérience ne nous a malheureusement pas permis de contrôler les résultats obtenus
dans les deux autres : la seule constatation à faire
était le raccourcissement du tendon rotulien, men-
tionné précédemment.

On pourra faire la même constatation dans une
expérience déjà ancienne de M. le professeur Ollier
(Traité de la régénération des os, t. I, p. 311), que
nous avons jugée utile de reproduire, parce qu'elle est
une preuve exacte de l'adaptation du muscle aux
nouvelles fonctions qu'il doit remplir.

Malheureusement, les autopsies que l'on puisse étudier ne sont pas nombreuses. Notre collègue et ami,
Ch. Audry, a publié, dans la *Revue de chirurgie*
(1887, p. 301), la relation d'une autopsie de résection
du coude, faite dans le service de M. le professeur
Poncet. Nous en détachons ce qui regarde notre
sujet.

« L'articulation étant disséquée avec soin à sa pé-

« riphérie, et chaque muscle ayant été suivi jusqu'au
« niveau de ses insertions, on trouve une continuité
« absolue pour le triceps par un tendon épais, doublé
« de volume, formant une masse fibreuse plus ou
« moins confondue avec les tissus ambiants, la cap-
« sule articulaire surtout, s'insérant à la face posté-
« rieure de la tête cubitale, se continuant avec le pé-
« rioste.

« En avant, le biceps s'insère à la tubérosité bici-
« pitale, le tendon du brachial antérieur s'attache à
« la partie antérieure de la tête cubitale, quelques-
« unes de ses fibres se confondant avec la partie an-
« térieure de la capsule. »

Dans le *Traité des résections* de M. le professeur
Ollier, on trouve également la relation d'une autopsie
chez un de ses réséqués. Nous citons *in extenso* tout
ce qui regarde les muscles.

OBSERVATION
(Tirée du *Traité des résections* de M. Ollier.)

*Résection totale du coude sur un tuberculeux porteur
de lésions osseuses multiples. — Résection sous-
bicipitale du radius sur une hauteur de 6 centimètres. — Préservation de la branche musculaire du
nerf radial. — Mort, 73 jours après l'opération des
suites d'un érysipèle ayant débuté sur une plaie
du cou.*

Autopsie. — État des muscles du membre opéré :
Tout le membre est atrophié de l'épaule au poignet,

mais l'atrophie musculaire est masquée par une adipose considérable sous-cutanée et intermusculaire.
Les nerfs et les vaisseaux forment de gros cordons
entourés de graisse. Les fibres musculaires sont dis-
sociées par des tractus adipeux, et elles sont pâles,
flasques et jaunâtres. Nulle part cependant on ne
trouve la teinte jaune paille. Sur les mêmes muscles
(triceps, biceps, épicondyliens et épithrochléens), le
degré de l'atrophie varie suivant le point examiné, et
elle est bien plus grande au voisinage du coude que
dans les parties éloignées. Proportionnellement aussi,
l'atrophie prédomine dans les muscles du bras et par-
ticulièrement dans le biceps et le brachial antérieur.
Tous les muscles se retrouvent à leur place et avec
leurs insertions normales : le biceps détaché de l'os
sous-jacent avec la gaine périostique, puisque la section du radius a été faite au-dessous de la tubérosité
bicipitale, a une attache solide sur l'os nouveau. L'an-
coné, divisé par l'incision, est bien réuni, mais très
atrophié. Le brachial antérieur a son insertion inférieure reportée un peu plus en dedans qu'à l'état normal. Le triceps, dont le tendon semble élargi, con-
tient dans son épaisseur une plaque osseuse aplatie
qui tient lieu d'olécrâne. Sur les parties latérales, il
adhère, peu intimement d'ailleurs, avec la face postérieure des masses latérales de l'humérus. Cette adhérence est plus forte dans ce cas que dans les cas plus
anciens. D'ailleurs, aucun muscle passant sur les
parties ligamenteuses articulaires n'y adhère ; la dissection en est pour tous facile, grâce à l'interposition
d'un tissu cellulaire assez lâche.

Vouloir faire l'étude de l'adaptation musculaire après les différentes résections nous entraînerait trop loin. En raison de l'absence d'autopsies, le meilleur moyen d'étudier la transformation du muscle serait de comparer sa fonction à celle qu'il exerçait autrefois, ou encore à celle qu'exerce son congénère du côté sain. Naturellement, dans ces cas, il serait impossible de distinguer ce qui, dans la longueur de la totalité du faisceau, revient à la portion musculaire ou à la portion tendineuse. Les résultats obtenus, pour ce qui regarde les fonctions du membre opéré, sont déjà mentionnés dans la plupart des observations de résection. On trouvera, dans le *Traité des résections* de M. le professeur Ollier, un grand nombre d'observations dans lesquelles est soigneusement noté l'état fonctionnel du membre longtemps après l'opération.

Dans toutes ces observations, que nous avons compulsées, comme chez les malades que nous avons pu voir à la clinique, on note un retour complet de la force musculaire. Dans tous les cas, et même dans ceux où une hauteur notable de l'os a été retranchée, cette force musculaire est revenue, sinon à l'état normal, du moins à un état très satisfaisant. Du reste, il faut tenir compte que chez la plupart des sujets les muscles avaient été gravement touchés, soit par le fait d'une immobilité prolongée due à l'ankylose, soit par le fait de troubles trophiques intra-musculaires, résultat malheureusement fatal des ostéo-arthrites tuberculeuses qui ont nécessité la résection. Nous donnons à ce sujet deux observations tirées de la pratique de notre maître, et dans lesquelles il est

facile de voir combien parfait a été le retour des fonctions musculaires. Il en est de ces malades comme
des animaux cités dans les expériences de Marcy, le
passage plus ou moins complet à l'état tendineux a
été suivi d'un retour à l'état musculaire. Dans certains cas, cependant, ce retour ne s'effectue pas ou s'effectue mal. Dans une observation que nous devons à
l'obligeance de notre ami M. Curtillet, interne des
hôpitaux, et qui sera prochainement publiée, la résection du coude a été faite pour pallier à une ancienne
ankylose. On note, parmi les détails de cette obseva-
vation, que seule la longue portion du biceps a conservé sa vitalité, par ce fait que, durant la période
d'ankylose, elle avait contribué pour une certaine
part aux mouvements du bras sur l'épaule. La résection et son traitement consécutif ont donc trouvé un
muscle tout préparé à reprendre des fonctions plus
actives. Pour ce qui regarde l'épaule, les deux observations que nous citons sont absolument démonstratives, au point de vue de l'adaptation du muscle. (Nous
donnons en résumé ce qui se rapporte spécialement
à notre sujet.)

OBSERVATION

(Ollier, *Traité des résections*, t. II, p. 69.)

Luxation intra-coracoïdienne datant de 8 mois.
Réduction incomplète par les moufles, section de la
capsule à ciel ouvert. Impossibilité de réduire la tête.

Résection sous-périostée. Reconstitution d'une articulation à la fois solide et mobile. État de l'opéré 13 mois après la résection, hauteur de la portion enlevée, 42 millimètres. Malgré un rhumatisme sub aigu généralisé, qui força d'interrompre les mouvements de mobilisation depuis le mois d'août jusqu'à la fin d'octobre, au milieu de décembre le malade pouvait déjà écarter le coude à 15 centimètres du tronc, et son bras était tellement fort que le malade voulait reprendre son travail. Il pouvait facilement porter la main derrière la fesse du côté sain et exécuter les mouvements nécessaires à sa profession.

Treize mois après l'opération, après un traitement de trois mois par les bains et le massage, le bras a graduellement gagné en force, mais l'abduction est encore limitée. Il porte plus aisément la main à la tête, et met les bras en croix avec plus de facilité. Il soutient pendant 5 secondes un haltère de 4 kil. 300 à bras tendu ; même force de pression avec la main. (47 kil.). La force de traction est de 58 kilogrammes.

Parmi les mouvements, un de ceux qui ont le plus progressé, est celui d'élévation du bras. Il ne se fait pas directement au dehors, à cause des résistances capsulaires. Il s'opère en dehors et en avant en entraînant l'omoplate.

OBSERVATION XX

(Ollier, p. 61, t. II.)

Ankylose fibreuse de l'épaule. Résection 10 ans après. Incision antéro-interne avec désinsertion

péri-acromiale du faisceau interne du deltoïde.
Reconstitution d'une articulation énarthrodiale,
avec élévation volontaire du bras au-dessus de l'horizontale.

État de l'opérée 6 ans après la résection :

Hauteur de l'os enlevé, 43 millimètres. Un an
après, les muscles, très atrophiés avant l'opération,
ont repris leur action. Le deltoïde, surtout, a beaucoup gagné dans ces derniers temps ; son faisceau
postérieur, qui était le plus atrophié, se contracte de
mieux en mieux. La portion antérieure, qui avait été
désinsérée, se contracte très bien.

Examen 6 ans après la résection :

La malade, en toute occasion, se sert, sans fati-
gue, de son bras opéré ; elle ne fait, dit-elle, aucune
différence entre les deux côtés. Elle porte, chaque
jour, avec le bras opéré, un de ses enfants, qui pèse
15 kilogrammes. Elle se coiffe sans peine, porte la
main derrière la tête et derrière le dos.

Elle soulève de terre, avec la main du côté opéré,
un poids de 45 kilogrammes. Elle soulève en haut et en
dehors, sans peine, un poids de 15 kilogrammes attaché
au-dessus du coude. Elle ne peut cependant porter à
bras tendu que 2,500 grammes.

Elle élève le bras en dehors jusqu'à l'horizontale,
sans pouvoir aller au delà. Quelques mois après
l'opération, avant la chute qu'elle fit sur la paume de
la main (chute survenue quelque temps après l'opération, et ayant occasionné une entorse de la nouvelle
articulation), elle pouvait l'élever beaucoup plus haut,
presque verticalement, dit-elle. Dans ce mouvement,

elle entraîne l'omoplate, mais quand on fixe ce dernier os, l'humérus peut être écarté de 15 centimètres,
directement en dehors, en mesurant de la pointe de
l'olécrâne.

Quant à l'atrophie musculaire, bien qu'elle atteigne
tous les muscles de la région, elle est beaucoup moins
prononcée qu'autrefois. Le deltoïde se contracte éner-
giquement comme l'indique l'expérience signalée plus
haut. Les faisceaux externe et postérieur sont les
plus développés, mais le faisceau antérieur, celui qui
a été désinséré pour découvrir la tête au moment de
l'opération, a conservé aussi sa contractilité. Elle est
peut-être un peu moins énergique que celle des deux
autres. Quoique le faisceau désinséré se soit ressoudé
à la clavicule et à l'acromion, il paraît s'être produit
à ce niveau un peu d'allongement secondaire et pro-
gressif de la cicatrice musculaire.

La lecture de ces observations nous démontre un
fait certain, c'est qu'après une longue période d'immobilité, la vitalité du muscle est encore assez grande
pour qu'il puisse se prêter à de nouvelles fonctions.
Il n'y a guère lieu de discuter si le muscle s'est oui
ou non raccourci à cet effet; les résultats le démon-
trent bien. Pour qu'un muscle se contracte d'une
façon utile, c'est-à-dire qu'il déplace suffisamment et
avec force le levier osseux auquel il s'insère, il est
nécessaire, si l'on se reporte aux lois de la contraction, que la longueur de ses faisceaux soit dans un
rapport constant et bien établi avec l'os qui le sous-
tend.

Du reste, personne ne songe à nier cette adaptation en longueur, dont l'évidence s'impose pour la
plupart des résections des grandes articulations. C'est
seulement dans deux catégories de résection, celles
du poignet, et celles de l'astragale, que l'on voit des
déformations du membre imputables au premier abord
au défaut d'adaptation des muscles et des tendons. Les
déformations, toujours les mêmes quand elles exis-
tent, sont la chute de la main du côté de la flexion,
et la chute du gros orteil. Nous verrons, dans un chapitre suivant, ce qu'il faut penser de ces déformations, qui sont du reste fort rares, et d'autant moins
à craindre, qu'elles cèdent pour ainsi dire toujours
à un traitement orthopédique d'une absolue simpli-
cité.

§ 2. — De l'adaptation fonctionnelle après les résections, pratiquées par la méthode ancienne.

Deux de nos expériences ont été faites sans le secours de la méthode sous-périostée. Nous avons voulu ainsi réaliser, autant que possible, le cas de résection traumatique, à l'effet d'y examiner quel rôle jouaient comparativement les muscles et les tendons dans un membre considérablement modifié, quant à sa longueur. En abordant le côté pratique de notre travail, c'est-à-dire en examinant les indications opératoires spéciales résultant de l'adaptation ou de la non-adaptation des muscles, nous verrons s'il y a lieu de distinguer, entre les cas, ceux qui dépendent de la méthode sous-périostée, ou ceux qui n'en dépendent pas.

Dans un cas, nous avons raccourci considérablement la longueur du membre, en fracturant l'avant-bras, et en faisant chevaucher les extrémités osseuses avec décollement du périoste. L'animal, sujet de l'expérience, avait atteint son complet développement; aussi toute cause d'erreur, résultant de la croissance du membre, se trouvait par cela même écartée.

Nous devons noter, en premier lieu, qu'il s'est produit un raccourcissement considérable des muscles, en rapport avec le raccourcissement du levier osseux.

Pour ce qui regarde la proportion relative aux portions musculaire et tendineuse, nous arrivons, il faut le reconnaître, aux mêmes résultats que dans nos deux expériences précédentes. Le tendon s'est toujours moins raccourci que le muscle. Que toute la longueur diminuée du muscle résulte d'un raccourcissement vrai, ou d'une transformation partielle en faisceaux tendineux; il est difficile de faire la part entre ces deux processus. On ne peut cependant nier que cette transformation ne s'accomplit pas d'une façon rapide, puisque, d'après nos mensurations, le tendon a toujours été trouvé plus court que du côté sain, et ceci d'une façon notable.

Chez un second animal, ayant acquis également son entier développement, nous avons pratiqué une large résection diaphyso-articulaire de l'extrémité inférieure des os de l'avant-bras, en sacrifiant le périoste, c'est-à-dire en nous tenant autant que possible dans les conditions d'une résection traumatique exécutée d'après les principes de l'ancienne méthode.

Les considérations à tirer des chiffres des mensurations musculaires sont absolument les mêmes que celles de l'expérience précédente : raccourcissement musculaire toujours plus marqué que le raccourcissement tendineux; adaptation se faisant très bien dans le sens de la longueur. Mais il est à remarquer que l'atrophie des muscles est plus considérable que dans nos premières expériences; cette atrophie est même très accentuée du côté des muscles fléchisseurs, et l'on trouve ici l'inverse de ce que l'on a signalé dans certaines résections du poignet chez l'homme : le mem-

bre est tiré dans l'extension, par le fait de la prédominance des muscles extenseurs chez l'animal; tandis que
chez l'homme, la déviation est en sens inverse, et pourrait faire croire à une action antagoniste plus puissante
des muscles fléchisseurs.

Expérience I

Fracture avec chevauchement et décollement du
périoste.

17 décembre 1887. — Sur un lapin de 8 mois, on
fracture l'avant-bras gauche à peu près au niveau de
la partie moyenne.

La fracture est transversale et sans grand déplace-
ment, mais pour produire un chevauchement, et par
suite un raccourcissement du membre, on tiraille les
fragments, et on les fait chevaucher en décollant le
périoste par des tractions.

3 février. — Le chevauchement a persisté. La fracture est bien consolidée.

4 février. — On sacrifie l'animal, et après une dissection soigneuse des muscles, on prend les mensurations suivantes :

Longueur du cubitus. — Côté sain. . . . . . 87^{mm}

— — Côté fracturé. . . . 76 »

Cu.

4

Longueur du radius. — Côté sain . . . . . 73 »

—   —   Côté fracturé . . . 61 »

Muscle extenseur commun :

Totalité des muscles et des tendons. —

          Côté sain . . . 75^{mm}

—   —   Côté fracturé. 64 »

Portion musculaire. — Côté sain. . . . . . 46 »

—   —   Côté fracturé. . . . 37 »

Portion tendineuse. — Côté sain. . . . . . 29 »

—   —   Côté fracturé. . . . 27 »

Muscle radial :

Totalité du muscle (muscle et tendon).—

          Côté sain . . . 70^{mm}

—   —   — Côté fracturé . 60 »

Portion musculaire. — Côté sain. . . . . . 50 »

—   —   Côté fracturé. . . . 42 »

Portion tendineuse. — Côté sain. . . . . . 20 »

—   —   Côté fracturé. . . . 18 »

Muscles fléchisseurs de la main (grand palmaire).

Totalité du muscle (muscle et tendon).—

          Côté sain. . . . 78^{mm}

—   —   — Côté fracturé. . 70 »

Portion musculaire. — Côté sain. . . . . . 33 »

—   —   Côté fracturé. . . . 32 »

Portion tendineuse. — Côté sain. . . . . . 45 »

—   —   Côté fracturé. . . . 38 »

Nous donnons les mensurations de ce dernier muscle, bien qu'elles ne nous paraissent pas accepta-

bles ; en effet, le tendon se prolonge très haut dans
le muscle : on a pris comme limites un corps charnu
surajouté superficiellement et dont l'insertion était
très nette.

Expérience II

*Résection diaphyso-articulaire des extrémités infé-
rieures du radius et du cubitus.*

Le chien, sujet de l'expérience, étant âgé et ayant
acquis son complet développement, on ne mesure pas
les os de l'avant-bras.

17 décembre 1887. — Par deux incisions sans léser
en travers les muscles, on fait la résection parostale
en grande partie, sous-périostique dans certains
points des extrémités des deux os de l'avant-bras. Les
os sont éburnés ; pendant l'opération, le cubitus s'est
fractionné, le radius a été enlevé d'une seule pièce.
Hauteur des os retranchés :

Radius. . . . 53 à 54^{mm}
Cubitus . . . 54 à 55^{mm} (coupe oblique).

20 février. — L'animal est très bien guéri depuis
plus d'un mois. Il se porte bien : la plaie est complètement cicatrisée. Il ne s'est pas fait de reproduction
appréciable des os réséqués : la patte très raccourcie,
habituellement fléchie, est flottante et pendante sans

que le chien puisse appuyer le pied par terre. Il ne se sert absolument pas de ce membre.

On sacrifie l'animal, et après dissection soigneuse des muscles, on prend les mensurations suivantes :

Muscles extenseurs :

La mensuration est faite de l'insertion supérieure des faisceaux musculaires à l'interligne carpo-méta-carpiens, les divers segments du membre étant placés dans des situations de flexion ou d'extension identiques, par les deux côtés, côté opéré et côté sain

Muscle extenseur commun des orteils :

1° En totalité (faisceaux musculaires et tendons). — Côté sain. . . . . 125^{mm}

En totalité (faisceaux musculaires et tendons). — Côté opéré. . . . . 78^{mm}

2° Portion tendineuse. — Côté sain . . . 57^{mm}

— — Côté opéré. . . 32 »

3° Portion musculaire. — Côté sain . . . 68^{mm}

— — Côté opéré . 46 »

Muscle radial :

1° En totalité (faisceaux musculaires et tendons). — Côté sain. . . . . 143^{mm}

En totalité (faisceaux musculaires et ten-dons).—Côté opéré. . . . . 93 »

2° Portion tendineuse. — Côté sain. . 46^{mm}

— — Côté opéré . 25 »

3° Portion musculaire. — Côté sain. . 97^{mm}

— — Côté opéré . 68 »

L'atrophie de la portion charnue de ce muscle
est très remarquable : il commence en haut par un
corps charnu plus petit et un peu plus pâle que celui
du côté sain, puis brusquement il se décolore et forme
un petit corps charnu, fusiforme, extrêmement pâle
et tranchant très nettement sur la moitié supérieure ;
il se termine assez brusquement sur le tendon.

Il n'y a guère que les muscles précédents qui
soient susceptibles d'une mensuration à peu près
rigoureuse. Ceci tient à ce fait, que les deux extrémités osseuses ont donné naissance à des renflements
notables, encore partiellement cartilagineux ; ces
renflements, soudés l'un à l'autre, forment une masse
assez irrégulière, qui vient faire saillie sous forme
d'une apophyse crochue à la partie antérieure, entre les
tendons de l'extenseur commun et la masse des radiaux
qu'elle sépare. C'est de cette masse que partent les
épaisses travées qui réunissent, lâchement d'ailleurs,
le carpe à l'avant-bras ; aussi, le carpe tiré en haut
et en avant par les muscles extenseurs encore très
puissants quoi que atrophiés, n'est-il plus sur l'axe de
l'avant-bras, mais bien sur un plan plus antérieur où
l'action musculaire le maintient fixé. Il n'y a, d'ailleurs, aucune articulation mais bien une pseudarthrose fibreuse, très lâche, comme nous l'avons dit,
puisque la patte est flottante et peut être mise en pro-
nation complète. Cette translation en avant du
segment inférieur fait que les muscles fléchisseurs ne
paraissent pas raccourcis, puisqu'ils doivent contour-
ner les saillies antibrachiales nouvelles pour gagner
un plan plus antérieur.

En réalité, cette masse musculaire du fléchisseur est bien atrophiée, et raccourcie également, parce que le coude qu'elle fait ne compense par les 5 centimètres d'os enlevés; mais il n'est pas possible, en raison de la laxité du muscle et de sa mollesse, de prendre une mensuration exacte qui, d'ailleurs, ne saurait répondre au but de l'expérience, puisque la portion charnue de tous ces faisceaux musculaires descend jusqu'au poignet, et que leurs tendons ne commencent que dans une région dont la longueur n'a pas été diminuée. Quant aux autres muscles extenseurs, leur atrophie et la confusion de leurs fibres, tant musculaires que tendineuses, avec les tissus fibro-cicatriciels, n'en permet pas une dissection qui mette suffisamment en évidence leur point de jonction pour qu'on en puisse tirer quelques conclusions.

Ils sont d'ailleurs tous plus ou moins déviés de leur situation normale, par le fait des bourgeons reproduits.

Quant au raccourcissement total du membre, la patte opérée étant redressée et mise en extension (patte habituellement pendante en avant, il est le suivant :

Côté sain. . . . . 133^{mm}

Côté opéré. . . . . 85 »

CHAPITRE II

Ténotomie et résection tendineuse.

———

Il serait difficile, à l'heure actuelle, d'apporter des notions nouvelles à l'étude expérimentale de la ténotomie. Depuis cinquante ans, cette opération est entrée dans le domaine de la chirurgie, et un nombre considérable de travaux, soit d'anatomie pathologique, soit d'expérimentation, lui ont étayé des bases scientifiques à peu près indiscutables. Peu de sujets ont attiré, autant que la ténotomie, l'attention des chirurgiens, et nous n'avons pas l'intention d'en faire l'histoire. Avant de relater nos propres observations, nous avons jugé bon d'indiquer rapidement les résultats auxquels sont arrivés les chirurgiens, et surtout les expérimentateurs.

Les premières ténotomies ne paraissent guère avoir de rapport avec celles que l'on pratique maintenant, si l'on se place uniquement au point de vue des procédés opératoires. Isaac Minnius (1685) pratiqua pour la première fois la ténotomie du sterno-cléido-mastoïdien, et son exemple fut bientôt suivi par Roonhuysen, chirurgien d'Amsterdam (1670), puis par Florianus et Sharp.

Thilenius (1784), Sartorius (1812), Michaelis (1809), furent les premiers à pratiquer la section du tendon d'Achille.

L'opération de Dupuytren (1822) n'est pas une ténotomie, mais bien une myotomie du sterno-cléido-mastoïdien. Delpech, le premier, fit une ténotomie sous-cutanée (1816).

Après Delpech, il faut citer Stromeyer qui, de 1831 à 1838, pratiqua six ténotomies. Dieffenbach fut surtout le vulgarisateur de la méthode en Allemagne, qui fut dès lors mise à l'ordre du jour et étudiée en France par Bouvier, J. Guérin, V. Duval, Malgaigne, Bonnet, en Italie par Palasciano.

Cependant, les procédés opératoires offraient encore une certaine complication. Delpech faisait une double incision portant sur les deux côtés du tendon. Stœss, Bouvier, Guérin, sectionnaient ce dernier à l'aide d'une double ponction. Syme (1832) fut le premier à pratiquer la ténotomie, telle qu'elle se fait de nos jours, par une seule incision, ou plutôt ponction latérale. Mais nous n'avons pas pour but de nous placer au point de vue opératoire; notre intention étant de développer les résultats fournis par nos propres expériences, nous devons nous borner à signaler rapidement les résultats fournis par l'expérimentation.

Les principales recherches, soit anatomiques, soit expérimentales, sont dues à John Hunter (1767),

Adams *(Processus réparateur du tendon chez l'homme,*
Londres, 1860), à Bonnet *(Des sections tendineuses),*
à Jobert, à Duval, à Bouvier *(Arc. gén. de méd.,*
1855), et surtout à Demarquay *(Réparation des tissus,*
Paris, 1874).

Nous ne noterons que les points en connexion
avec ceux que nous avons cherché à établir dans nos
expériences. Voici ce qu'a trouvé Adams dans une
autopsie pratiquée cinq semaines après la ténotomie
du tendon d'Achille : « au point où a porté la section,
on trouve sur un quart de pouce de longueur une
cicatrice formée d'une masse compacte, transparente,
vasculaire, que ces caractères permettent de distinguer du tendon primitif. C'est ce qu'a également
constaté Güterbock *(Arch, f. Klin. Chir.* B. XXI,
p. 460).

Nous ne ferons que mentionner les expériences de
Feltz et de Ginsburg (de St-Pétersbourg) sur l'irritation traumatique du tendon. Les recherches histologiques de Demarquay sur les phénomènes de réparation des tendons sont citées partout, et font auto-
rité. Nous verrons tout à l'heure que les résultats
obtenus par nos expériences sont absolument d'accord
avec elles pour ce qui regarde le mode de réparation
des fibres tendineuses. La thèse de Rochas, très complète, comprend l'historique de la question jusqu'en
1878. L'on y trouve des recherches histologiques
confirmant en partie celles de Demarquay, mais plus
au courant de la micrographie moderne.

Expérience I.

26 août 1889. — Sur la patte droite et postérieure
d'un lapin, on fait une incision verticale ; on dénude
le tendon d'Achille, composé chez les lapins de deux
téndons juxtaposés et superposés. On libère ces tendons
de leurs insertions latérales, au niveau de la partie
uniquement tendineuse, et l'on fait sur chacun d'eux
deux sections limitant un fragment intermédiaire,
fragment que l'on résèque et qui mesure 3 millimètres. On laisse les extrémités sans les suturer et
l'on abandonne l'animal à lui-même.

Le 25 septembre, l'animal meurt.

La dissection du membre montre que la réparation
s'est faite d'une façon complète et solide ; le gros
cordon tendineux adhère modérément à la peau, dont
on peut le séparer sans grande difficulté. Son volume
est environ le double de celui du tendon normal. Il
est arrondi, dur et d'apparence nettement fibreuse.
La gaine tendineuse très épaissie est confondue avec
les tendons proprement dits, et dans cette masse
d'apparence très homogène, il est impossible de
reconnaître la trace des sections pratiquées un mois
auparavant. A plus forte raison, ne trouve-t-on
aucun segment séparé. Les portions musculaires ne
paraissent que très légèrement atrophiées. Cette
atrophie est marquée par une couleur très modérément plus jaunâtre des masses contractiles.

On fait alors une mensuration très soigneuse de
la portion tendineuse et de la portion musculaire des
deux côtés, du côté sain et du côté opéré. Cette mensuration donne les résultats suivants :

Portion tendineuse. — Côté opéré . . . . . 39^{mm}

   —   —   Côté sain . . . . . . 34 »

Portion musculaire. — Côté opéré . . . . . 88^{mm}

   —   —   Côté sain . . . , . . 86 »

Expérience II

L'animal choisi pour cette expérience est un lapin
ayant atteint tout son développement (27 juin 1889).

1° L'animal endormi, on fait sur la face postérieure
de la jambe droite une incision longitudinale et l'on
met à nu le tendon d'Achille. On cherche le point où
sensiblement cesse la portion musculaire, et, après
avoir soulevé les deux faisceaux du tendon, on les sectionne à ce point, à 44 millimètres au-dessus du bord
supérieur du calcanéum. On résèque 3 à 4 millimètres du tendon lui-même, et l'on sectionne latérale-
ment les aponévroses, de façon à permettre le plus
possible la rétraction du tendon. La plaie est suturée
et recouverte d'iodoforme.

2° On cherche du même côté un tendon fléchisseur de l'avant-bras droit bien apparent, et on le sectionne, après l'avoir libéré le mieux possible à son

union avec le muscle. Toutefois, ici, le muscle s'insère en barbes de plume, et l'on a dû sectionner forcément quelques fibres musculaires. On manque donc de points de repère pour la mensuration. Iodoforme, suture.

19 octobre 1889. — On sacrifie l'animal.

A la dissection, il est impossible de se rendre compte de l'endroit où le tendon d'Achille a été sectionné.

La seule particularité à noter est un très léger épaississement fusiforme du tendon et l'atrophie des faisceaux superficiels du quadriceps sural, qui sont jaunes, décolorés, feuille morte et moins volumineux que du côté sain.

Quant à faire la mensuration du tendon d'Achille et du muscle triceps, la chose est absolument impossible, à cause de la forme de l'insertion des fibres tendineuses, qui se fait en barbes de plume, même remarque pour le tendon sectionné de l'avant-bras.

On voit, dans nos expériences, que nous ne nous sommes pas borné à sectionner le tendon, mais que dans les deux cas, nous avons réséqué une certaine portion des fibres. De cette façon, nous avons facilité l'écartement des deux bouts supérieur et inférieur, écartement qui ne paraissait pas bien marqué sur l'animal endormi, et qui aurait pu être modifié, par la suite, par la position en extension du membre (position prise instinctivement par l'animal). L'antisepsie rigoureuse observée, pendant l'opération, a permis à la réparation de se faire d'une façon parfaite.

On voit d'abord que la réparation est complète et solide. Et, de fait, un mois après, il était absolument impossible de distinguer l'endroit où avait été pratiquée la section. Un point intéressant, que nous avons du reste rencontré dans les observations, est l'exubérance de reproduction des fibres tendineuses. Le processus de cette ténotomie, ou plutôt de cette ténectomie à ciel ouvert, peut se comparer à celle qui serait pratiquée chez l'homme, puisqu'il n'y a pas eu inflammation septique, mais seulement irritation des fibres tendineuses. Cette exubérance de reproduction est surtout remarquable dans l'expérience I, le tendon nouveau offrait un volume double de celui du côté sain ; dans l'expérience II, il y avait seulement un aspect fusiforme et renflé du tendon à l'endroit où avait porté l'opération.

Nos résultats varient donc peu de ceux qui ont été donnés par les auteurs. On trouve, en effet, comme conclusion générale (Hénocque, Dict. encyclop., art. tendon) : « Au bout d'un mois, la continuité est rétablie entre les deux segments par un cordon fibreux, véritable tendon nouveau, qui reste longtemps confondu avec sa gaine, celle-ci pouvant cependant se reproduire. »

Notons cependant que, contrairement aux observations de certains expérimentateurs, il était impossible, dans nos deux cas, de reconnaître à la coloration des tissus le tendon de nouvelle formation. Ce tendon ne se décelait que par un bourrelet formé par l'exubérance de la reproduction. Nous n'avons pas d'autopsie assez ancienne pour pouvoir juger sûrement du sort ultérieur de la gaine tendineuse. Dans notre deuxième

expérience, l'autopsie a été faite quatre mois après ;
elle nous a montré un tendon absolument parfait,
aussi utile au point de vue des fonctions musculaires
qu'un tendon normal, et dans lequel l'excès de régénération avait régressé au point de ne plus donner
lieu qu'à un léger aspect fusiforme ; l'adaptation fonctionnelle était donc complète. Mais en revanche,
après quatre mois, nous avons retrouvé la même
adhérence intime de la gaine aux fibres tendineuses,
sans trace de gaine de nouvelle formation. Bien que
nous n'ayons pas pratiqué de recherches histologiques
bien complètes à ce sujet, cette fusion de la gaine nous
paraît apporter un appoint à la théorie de la régénération du tendon par sa gaine. (Dans nos expériences, la
gaine avait été ouverte longitudinalement, mais soigneusement conservée). Nous ne ferons que signaler à
ce sujet les différentes théories données pour expliquer
cette réparation. — Organisation du sang épanché
(Hunter, Ammon, Thierfelder, Bower, Jobert). Epan-
chement de lymphe plastique (Velpeau). Organisation
d'éléments nouveaux au sein d'un blastème (Henle,
Lebert, Paget, Adams, Robin, Guérin). Organisation
de cellules amiboïdes transformées provenant du tissu
conjonctif peritendineux (Bizzozero, Billroth).

La théorie de la régénération par la gaine, émise
autrefois par Hunter, a été reprise et soutenue de
nos jours, principalement par Demarquay qui a produit
à cet effet des observations histologiques d'une incon-
testable valeur. Ce chirurgien comparait ingénieuse-
ment ce processus à celui de la régénération des os
se reconstituant à la fois par leurs extrémités section-

nées et par la prolifération active de la couche ostéogène du périoste. D'après Demarquay, gaine et extrémités tendineuses concourraient donc à la néoforma-
tion des fibres tendineuses. Nous regrettons à ce sujet
de n'avoir pas pratiqué des examens histologiques
nombreux ; notre intention était de nous borner sim-
plement aux résultats purement opératoires et chirurgicaux de nos expériences, mais comme on l'a vu plus
haut, il nous a été plus difficile que nous ne pensions
de pratiquer des mensurations d'une rigoureuse exactitude.

La régénération du tendon sinon totale, du moins
partielle par sa gaine, nous paraît donc être en corrélation avec cette fusion intime, au point de vue macroscopique que nous avons pu constater. A l'œil nu et
à la dissection, il était impossible de distinguer le tendon de son enveloppe ; il est donc au moins probable,
puisqu'il n'y a pas eu de suppuration, qu'il y a eu prolifération active de la couche profonde de la gaine, analogue à celle de la couche ostéogène dans les résections
sous-périostées. Sur ces faits expérimentaux, M. le
Dr Mollière, chirurgien de l'Hôtel-Dieu de Lyon a, du
reste, basé une méthode de restauration du tendon, la
vaginoplastie secondaire qui lui a donné de beaux
résultats fonctionnels (In. th. Rochas, Paris, 1877).

Nous avons eu également l'idée d'examiner ce que
devenaient les muscles à la suite de nos résections
tendineuses. En raison de l'immobilité à laquelle les
membres de nos animaux étaient condamnés, les fibres
musculaires avaient subi un certain degré d'atrophie.
Dans la seconde autopsie où l'on pouvait observer

des résultats plus tardifs (quatre mois), on notait une atrophie des faisceaux superficiels du quadriceps sural, atrophie indiquée par la teinte jaune, décolorée, feuille morte des muscles, qui paraissent moins volumineux comparativement à l'autre côté. Il en était de même quoiqu'à un degré moins marqué, chez l'animal, sujet de notre première expérience.

Notre collègue et ami, M. Lacroix, préparateur d'histologie à la Faculté de médecine, que nous remercions ici de son obligeance à nous rendre ce service, a examiné des préparations histologiques, portant sur la fibre musculaire et sur le tendon au niveau de son renflement fusiforme, c'est-à-dire au point où avait porté la résection. Voici les résultats que donne l'examen de ces préparations :

Dans le tendon réséqué, les cellules tendineuses situées le long des faisceaux conjonctifs ont leur aspect normal : elles sont disposées en chaîne longitudinale ; toutefois, ces éléments cellulaires paraissent plus nombreux si l'on se reporte à une préparation faite comparativement sur le même tendon normal. En général, le tissu tendineux n'offre pas son aspect habituel, il paraît modelé d'une façon moins accentuée, et semblerait, si l'on peut employer ce mot, d'une structure plus indifférente. Les faisceaux conjonctifs sont moins nets comme contour, et leur cloisonnement est moins bien indiqué. Les vaisseaux sont aussi plus nombreux. En somme, le tissu tendineux se rapprocherait quelque peu de sa forme embryonnaire, il ressemblerait légèrement à du tissu cartilagineux. Dans les faisceaux musculaires du côté réséqué, on note les caractères suivants : la striation transversale est moins nette, moins évidente, et a presque complètement disparu de certaines fibres. La substance contractile paraît comme fragmentée et avec des hachures sur ses bords : ces hachures paraissent se faire dans le sens de la striation transversale. Les noyaux du sar· colemme ont proliféré et se trouvent en plus grand nombre que du côté normal. Le tissu musculaire paraît enfin se comporter d'une manière différente sous l'influence des réactifs colorants.

Des modifications évidentes se sont produites du côté de la gaine, tandis que du côté sain, celle-ci est absolument marquée et distincte du tissu tendineux ; du côté de l'opération, au contraire, elle a à peu près complètement disparu ; il n'en reste plus qu'un léger filet intimement adhérent aux faisceaux tendineux sous-jacents.

Cet examen, qui montre des troubles évidents du côté de la substance contractile, nous indique une des phases par lesquelles passe le tissu tendineux de nouvelle formation. Ce dernier nous apparaît à un stade de développement incomplet, comme embryonnaire, mais dans lequel il est facile de retrouver tous les éléments constitutifs. Il s'agit donc d'un tissu normal en voie de remaniement, et qui deviendra peu à peu semblable au tissu tendineux ordinaire, comme il lui est déjà absolument analogue au point de vue macroscopique.

Cette disparition presque entière de la gaine, jointe à son union intime avec le tissu sous-jacent, nous montre bien la part qu'elle doit prendre à la recons-

titution du nouveau tendon. L'absence totale d'inflammation et de suppuration donne à la suppression
de cette gaine un caractère purement physiologique.

Enfin, dans un cas, nous avons pu, grâce à l'insertion régulière du tendon sur les fibres musculaires,
mesurer comparativement, du côté opéré et du côté
sain, la longueur relative du muscle et du tendon
(faisceau superficiel du quadriceps sural et tendon
d'Achille). On voit, d'après ces chiffres, que la diminution de longueur totale a été de 7 millimètres. La
portion tendineuse s'est allongée de 2 millimètres,
puisque 3 millimètres avaient été primitivement réséqués. Cet allongement, peu accentué, est en rapport
avec ce fait que la patte de l'animal n'a pas été im-
mobilisée, et que celui-ci a pu l'étendre de façon à
limiter l'espace que le nouveau tendon devait remplir.

Un fait plus curieux et surtout plus difficile à expliquer, puisqu'il se trouve en contradiction avec un
certain degré d'atrophie, est l'allongement de 2 millimètres de la portion musculaire. Nos mensurations
ont été faites avec le plus grand soin, et nous ne
croyons pas qu'il ait pu s'y glisser une erreur. Nous
nous contentons, du reste, de signaler ce fait, sans
vouloir en tirer des commentaires.

La conclusion à tirer de nos expériences est donc
que la ténotomie, ou que la résection, remplaçant un
bandage inamovible, donne un tendon parfaitement
reconstitué, absolument analogue à un tendon normal, et pouvant en remplir toutes les fonctions. Et,
pour terminer ce chapitre, avant de passer à l'étude
spéciale portant sur les indications de certaines opé-

rations tendineuses, il y aurait lieu de se demander si, dans les cas de ténotomie à ciel ouvert, on ne pourrait pas remplacer une simple section par l'excision d'une plus ou moins grande longueur des deux fragments, dans une gaine conservée intacte, et d'aider ainsi leur écartement. C'est un sujet sur lequel nous nous proposons, du reste, de revenir.

CHAPITRE III

Indications opératoires fournies par l'absence ou l'arrêt de l'adaptation fonctionnelle.

————

Un fait certain se dégage de toutes les expériences et des observations cliniques que nous avons relatées plus haut : c'est que, dans tous les cas, le muscle entier, fibres striées et fibres tendineuses, s'adapte comme longueur au levier osseux qu'il est destiné à mouvoir, condition nécessaire pour que son action se continue et pour que le membre opéré reprenne ses fonctions. C'est là un fait admis par tous les chirurgiens. Le Dentu, dans la discussion qui suivit à la Société de chirurgie une communication de J. Reverdin (*Bull. Soc. chir.*, 1878, p. 461) dit l'avoir lui-même constaté à l'autopsie.

Il a disséqué la jambe d'un sujet qui avait subi longtemps auparavant une résection tibio-tarsienne : les extrémités osseuses s'étaient réunies, et les tendons n'étaient coudés en aucun point. Le tendon d'Achille lui-même était à la longueur voulue par l'articulation réséquée.

En présentant l'observation d'un malade auquel il avait pratiqué la résection du poignet, pour une arthrite suppurée, J. Reverdin faisait remarquer qu'il était difficile d'avoir du jour dans l'articulation, et de faire un nettoyage soigneux, en conservant intacts les nombreux tendons qui avoisinent et brident la jointure. Il se demandait si le chirurgien, pour se donner du jour, n'était pas autorisé à couper ces tendons en travers, quitte à les suturer ensuite. Déjà Bœckel, en 1862, avait conseillé de couper transversalement les tendons du poignet, et de les suturer ensuite, mais en recommandant de faire cette section plus bas que l'articulation, afin que la cicatrice tendineuse ne coïncidât pas avec la plaie de résection (*Traité des résections*, d'Heyfelder, trad, franç., p. 209.)

Nous citons la partie de la communication de Reverdin se rapportant à cette question :

« Aussi, serais-je disposé, si un cas analogue se présentait à moi, à chercher un moyen de mettre les os à nu plus largement, à me faire du jour ; non en écartant les tendons, mais en coupant ce qu'il faudrait, à l'exemple de Butcher.

« Il faut bien noter qu'aujourd'hui nous sommes bien mieux armés : avec les différentes méthodes antiseptiques, nous devons, dans la grande majorité des cas, obtenir la réunion par première intention d'une plaie nette ; d'autre part, plusieurs d'entre vous ont fait faire à la ténorrhaphie de notables progrès. Je crois donc qu'on pourrait, sans témérité et avec avantage, sectionner un ou plusieurs des tendons extenseurs, de façon à aborder plus facilement le carpe, et à ménager beaucoup mieux les tendons respectés ; il est certainement moins grave de couper un tendon, quitte à le suturer, que de le mettre à nu dans sa longueur, et de le contusionner en le tiraillant. Reste à rechercher comment appliquer le principe que je propose et comment ménager le mieux possible les autres parties, nerfs, etc.

« J'ajoute que, lorsque le muscle perd, comme chez mon opéré, une longueur considérable de son squelette, il en résulte que les tendons sont relativement trop longs ; par conséquent, les muscles ne peuvent plus agir comme auparavant : il faudrait, pour qu'ils reprissent, sans se modifier eux-mêmes, toutes leurs fonctions, une régénération osseuse que l'on ne peut espérer assez étendue, parce que dans tous les cas, on ne sait pas comment se reformeraient les os du carpe. Que se passe-t-il alors, puisque enfin, malgré la longueur exagérée de leurs fibres charnues et tendineuses, les muscles finissent par reprendre leurs fonctions ? Il est probable que ce sont eux qui se raccourcissent. Ne pourrait-on pas, une fois la section de quelques tendons admise, en profiter pour en retrancher avant la suture une certaine longueur ? On n'agirait que sur les extenseurs, il est vrai ; mais qui ne sait que ceux-ci raccourcis, maintenant la main dans un certain degré d'extension, faciliteraient la tâche des fléchisseurs trop longs. Ce que j'avance ici se trouve confirmé par l'examen de mon opéré ; de lui-même, il avait senti à une certaine époque qu'en maintenant au moyen d'une petite attelle dorsale sa main dans l'extension, la flexion des doigts

devenait plus facile; aujourd'hui que ses mouvements
ont gagné en étendue, ce fait est encore évident, quoique infiniment moins marqué.

« Ces remarques, cela va de soi, n'ont trait qu'aux
cas particuliers plus ou moins analogues au mien,
à ceux dans lesquels le gonflement considérable des
tissus gêne les manœuvres opératoires, excellentes
dans d'autres circonstances. » (*Bull. de la Soc. de chir.*,
loc. cit.)

Ceci nous amène à considérer les cas dans lesquels
l'adaptation fonctionnelle des muscles et des tendons
ne se produit pas d'une façon suffisante, et dans cette
classe rentrent seules deux catégories de résections :
celles du poignet et celles de l'astragale. Nous croyons
que ce manque d'adaptation ne se produit pas d'une
manière absolue, du moins pour ce qui regarde le
poignet; nous verrons, en effet, que dans les résections de l'astragale, il est nécessaire d'admettre un
autre facteur pour expliquer la chute du gros orteil.

La chute du poignet paraît évidemment liée, dans
certains cas, à la faiblesse des muscles extenseurs, qui ne peuvent plus supporter le poids de la
main. Étant donné que les extenseurs présentent une
portion musculaire relativement courte, par rapport
au tendon, il est permis de supposer, dans ce cas, que
le raccourcissement se fait mal ou tout au moins reste
incomplet. Cependant, on pourrait faire intervenir
également l'action des muscles fléchisseurs qui, se
rétractant plus que leurs antagonistes, seraient eux-
mêmes des agents actifs de cette chute du poignet.
Quoiqu'il en soit, la constatation faite par Reverdin est

juste, en ce sens que lorsqu'on soutient la main avec une palette métacarpienne, de façon à contrebalancer l'action des fléchisseurs, les extenseurs sont alors plus forts et peuvent plus aisément soulever la main. Du reste, on remarque rarement cette chute du poignet chez les malades qui sont restés un temps suffisant à l'hôpital, et on ne la trouve guère que chez ceux dont un départ prématuré a fait abandonner ou tout au moins négliger le traitement orthopédique par un bandage bien fait. Le fait de couper les tendons des extenseurs pour se donner du jour, et de les suturer ensuite après en avoir réséqué une portion, de façon à les raccourcir, constitue évidemment une idée ingénieuse ; mais les avantages que pourrait donner cette méthode ne paraissent pas supérieurs aux inconvénients qu'elle présente.

Nous ne pouvons mieux faire que de citer, à ce sujet, les objections de M. le professeur Ollier :

« Nous avons déjà repoussé formellement toute section des tendons extenseurs des doigts ou du poignet, dans le but de faciliter l'opération. Les deux procédés décrits plus haut nous ayant montré que l'on peut faire les résections les plus étendues en ménageant absolument tous ces organes. J. Reverdin a eu l'idée ingénieuse de les sectionner, mais pour les raccourcir. Partant de ce fait, que les muscles extenseurs des doigts se trouveront trop longs après l'ablation du carpe et des extrémités articulaires de l'avant-bras, pour pouvoir recouvrer une force suffisante, il a proposé d'en retrancher une certaine longueur, afin de diminuer la partie non contractile du muscle et de laisser à ses fibres agissantes toutes leur longueur, c'est-à-dire toute leur puissance de contraction.

« Il est certain que le rapprochement des deux extrémités d'un muscle est une cause fatale de l'amoindrissement de son action. Mais, d'autre part, pour que la diminution de force soit définitive et entraîne des conséquences graves, il faut que le rapprochement soit considérable.

« Tant que le rapprochement des insertions d'un muscle ne dépasse pas le cinquième et même le quart de la longueur de sa partie contractile, il peut retrouver des contractions suffisamment énergiques. Il y a une gêne plus ou moins grande d'abord, mais l'adaptation finit par se produire. Les fractures avec chevauchement considérable fournissent des exemples remarquables de cette adaptation.

« Si les extenseurs des doigts sont lents à reprendre leur action après la résection du poignet, nous l'attribuons à l'atrophie antérieure à l'opération et aussi à la section du ligament dorsal du carpe qui ne les bride plus suffisamment après certaines résections. Le rapprochement de leurs insertions doit être tenu en compte, sans doute, mais ce rapprochement est le même pour tous les muscles qui entourent le poignet (fléchisseurs et autres), de sorte qu'il faudrait raccourcir non seulement les tendons du dos de la main, mais ceux de la face palmaire, si l'on cherchait à équilibrer par ce moyen toutes les puissances musculaires.

« Nous ne voyons guère qu'une circonstance où le raccourcissement des tendons extenseurs serait réellement indiqué : c'est le cas de flexion extrême et permanente des doigts et de la main. Comme cette flexion impliquerait un grand raccourcissement des fléchisseurs, on ne pourrait contrebalancer cette diminution de longueur que par la résection des antagonistes, c'est-à-dire des tendons extenseurs. Mais malgré toutes les chances que l'on a de faire réussir la suture, cette division a de grands inconvénients, au point de vue du rétablissement de l'action musculaire. Elle retardera le moment où l'on pourra imprimer des mouvements passifs aux doigts, ou leur faire exécuter des mouvements actifs. L'atrophie musculaire augmentera encore, et quand les bouts des tendons seront assez soudés pour ne pouvoir être disjoints, ces muscles, restés longtemps inactifs, seront trop faibles pour faire glisser ces tendons encore plus ou moins adhérents à leur gaine.

« La soudure peut être insuffisante d'ailleurs, et on verra, si on la fait fonctionner trop tôt, les tendons se désunir. »

On voit que M. Ollier repousse formellement toute section du tendon pendant l'opération elle-même. La chute du poignet n'est, du reste, pas un phénomène si fréquent après la résection, que l'on doive instituer contre elle un traitement préventif. Il est toujours temps d'intervenir quand elle se produit, et l'on aura alors recours à un procédé de choix qui raccourcira le tendon sans interrompre sa continuité, comme nous l'indiquerons dans le chapitre suivant. L'adaptation fonctionnelle se fait pour les tendons du poignet comme pour ceux des autres régions, et pour notre part, les opérés que nous avons pu voir à la clinique étaient aussi satisfaisants que possible à ce point de vue. La seule condition nécessaire à cette adaptation est l'application d'un bon bandage, de l'attelle plâtrée, exhaussée à la paume de la main, ou bien encore de la gouttière à plaque métacarpienne, d'après les règles qu'a données M. le professeur Ollier. Grâce à cette attelle, les tendons extenseurs peuvent s'adapter à leur aise, tandis que toute rétraction des tendons fléchisseurs dépassant la mesure normale se trouve forcément contenue. Les mouvements que l'on peut, ou plutôt que l'on doit faire exercer au niveau des doigts restés libres sont, du reste, un moyen puissant de favoriser cette adaptation. Si, au contraire, on sectionnait les tendons pour les réséquer en partie et les suturer ensuite, on se priverait de la faculté d'exercer des mouvements, et, par cela même, on perdrait un des moyens les plus puissants destinés à rétablir les fonctions.

Mais il n'en est plus de même, comme nous l'avons déjà fait remarquer, lorsqu'à la suite d'un traitement mal suivi par le malade, il est survenu une rétraction progressive des fléchisseurs, rétraction qui n'est pas contrebalancée par une action énergique de leurs antagonistes. Pour lutter contre cette rétraction qui entraîne une déformation des plus graves, puisque les fonctions du membre se trouvent entravées, on est autorisé à intervenir : on pratiquera alors le raccourcissement chirurgical des tendons extenseurs, à moins que la déformation ne soit très marquée et ne réclame tout d'abord la section des tendons fléchisseurs.

Ce que nous venons de dire du poignet peut à juste titre se répéter, pour ce qui regarde une déformation consécutive à la résection de l'astragale, la chute du gros orteil. Cette résection, faite ou non d'après les règles de la méthode sous-capsulo-périostée, rentre en somme dans le cadre des divers cas que nous avons examinés, et où l'adaptation fonctionnelle se produisait d'une façon constante malgré un raccourcissement du membre plus ou moins étendu. Dans la résection de l'astragale, du reste, il n'y a pas une suffisante diminution de la longueur du pied, pour expliquer un défaut d'adaptation. Cependant, dans quelques cas, il se produit une chute du gros orteil ; mais cette chute n'est pas due à une prédominance de l'action du fléchisseur, favorisée par le défaut de raccourcissement de l'extenseur ; il faut invoquer ici une cause spéciale relevant de l'intervention chirurgicale elle-même.

C'est la rétraction du tendon du fléchisseur propre du gros orteil qui détermine cette chute, et il est facile de s'en assurer chez les malades. Le tendon fait saillie sous la peau comme une corde, en attirant l'orteil en arrière et en bas, et en lui donnant ainsi la forme d'une griffe. Dans le cours de la résection, la gaine de ce tendon est exposée, plus que tout autre, à des traumatismes chirurgicaux, et il est bien difficile de la respecter dans un des derniers temps de l'opération, alors qu'on fait basculer l'astragale pour l'extraire. Le tendon tiraillé, mis à nu, et se trouvant ainsi en contact avec une plaie infectée, s'enflamme et se rétracte, d'où la déformation que nous venons d'indiquer. Ici encore, c'est à un bandage que l'on doit s'adresser comme traitement préventif ; ce bandage doit tenir l'orteil relevé, de façon à contre-balancer cette rétraction, et il y parvient presque toujours. Nous répétons à ce propos ce que nous disions des résections du poignet, avec cette diffé-rence qu'ici il est possible de lutter contre la rétraction tendineuse longtemps encore après qu'elle a com-mencé à se produire.

Au début, une simple bande, engainant le gros orteil et le relevant en prenant un point d'appui sur le cou-de-pied, arrête la marche de la déformation et la fait même rétrogader. Cependant, chez d'an-ciens réséqués, abandonnés à eux-mêmes, on peut voir cette chute de l'orteil devenir définitive, et c'est alors que l'on pourra lutter contre elle, soit en raccourcissant le tendon extenseur antagoniste, soit en sectionnant le fléchisseur rétracté. L'avantage nous paraît même devoir rester à cette dernière mé-thode, à condition d'élever l'orteil par un bandage des plus simples, et de le remettre ainsi dans les conditions où il se trouvait précédemment.

Si nous avons étudié les fonctions des tendons dans ces deux résections, d'une façon plus spéciale, c'est, on le voit, dans le but de fixer des indications opé-ratoires qui ne nous paraissent guère applicables que dans ces cas particuliers.

En résumé, toute résection sous-périostée étant accompagnée d'une adaptation en longueur parfaite des muscles et des tendons, il n'y a pas lieu de s'en préoccuper et d'instituer un traitement préventif ana-

logue à celui qu'a proposé Reverdin. On peut également transporter cette proposition aux résections non
sous-périostées, à certaines résections traumatiques
par exemple. Néanmoins, il sera nécessaire d'intervenir quelquefois, à une date plus ou moins éloignée de
l'opération, pour combattre des accidents qui relèvent
moins toutefois d'un défaut d'adaptation que d'une
inflammation et d'une rétraction tendineuse. Mais il
ne faut pas être exclusif, et cette résection primitive
du tendon peut s'imposer dans certains cas. Voici ce
qu'a bien voulu nous dire à ce sujet M. le professeur
Ollier : En présence d'un traumatisme articulaire
intéressant une région où l'on rencontre de nombreux
tendons, comme à la main ou au pied, et nécessitant
une résection immédiate, on sera autorisé à raccourcir les tendons coupés par le traumatisme avant de
les suturer. Dans aucun cas, cependant, le chirurgien
ne devra les couper lui-même pour les suturer ensuite. Cette résection du tendon avant la suture pal-
liera au défaut d'adaptation qui pourrait se produire
après sa section, et préviendra ainsi un allongement
consécutif possible, sinon probable après la suture.

Nous pourrions encore examiner les cas dans lesquels se pose l'indication d'un raccourcissement tendineux. L'observation placée à la fin de notre travail
est un bel exemple de raccourcissement opératoire du
tendon d'Achille pour remédier à un pied bot talus.
Nous l'avons cité surtout comme réalisation du procédé employé par M. le professeur Ollier. Mais nous
scrions entraîné trop loin, si nous voulions examiner
les cas, où l'on pourrait remédier par cette opération

à des déformations anciennes des membres. Il est bien évident que ces cas peuvent varier à l'infini, il est donc impossible de tracer à ce sujet aucune règle spéciale : ce serait du reste nous écarter du but que nous nous sommes proposé.

CHAPITRE IV

Procédés opératoires destinés à raccourcir les tendons.

Les indications, une fois posées, reste à savoir quelle longueur du tendon on devra retrancher, et à quelle méthode opératoire on devra s'adresser.

Il est assez difficile d'indiquer ici des proportions, parce qu'il s'agit de résultats fonctionnels ; la longueur à retrancher sera donc infiniment variable, puisqu'elle devra être en rapport soit avec les dimensions des os réséqués, soit avec le degré de la malformation contre laquelle l'opération est dirigée. Les différentes mesures à prendre varieront donc suivant l'étendue de la résection ou suivant le degré de correction que l'on cherche à atteindre. Examinons d'abord le cas le plus simple. Dans un traumatisme intéressant à la fois les os d'un membre et ses parties molles, lorsqu'un ou plusieurs tendons ont été divisés, c'est à une suture des tendons, précédée d'une résection plus ou moins étendue de ces derniers, que l'on devra s'adresser.

Cʜ.

6

Pour arriver à un résultat exact, il faudra donc
tenir compte de la longueur de l'os détruit par le
traumatisme lui-même, ou par la résection des fragments. Nous laissons bien entendu les cas de résection sous-périostée, pour ne nous occuper que de
ceux où la membrane ostéogénique a disparu, ou du
moins a été suffisamment lésée pour qu'on ne puisse
espérer aucune régénération osseuse.

Mais cette première donnée est à elle seule insuffisante, par suite des troubles trophiques déterminés
par la section préalable du tendon. Nous sommes en
droit d'affirmer qu'à moins d'une suture absolument
immédiate, le faisceau musculaire, comme le faisceau
tendineux, subissent un léger allongement. Il faudra
donc forcer le chiffre de longueur, fixé précédemment, de quelques millimètres à 1 ou 2 centimètres,
suivant les dimensions du muscle lui-même, pour
arriver à un résultat parfait.

Mieux vaudra donc dans ce cas, avant de suturer
bout à bout les deux extrémités du tendon, en exci-
ser avec les ciseaux une certaine partie. On aura,
en outre, l'avantage de substituer à une section ac-
cidentelle, toujours plus ou moins régulière, une section opératoire beaucoup plus nette, et favorisant,
par cela même, une coaptation plus parfaite.

Nous n'avons pas à nous occuper ici des différents procédés donnés pour la suture des tendons;
c'est là une question accessoire qui ne rentre, en
aucune façon dans notre sujet, puisque nous n'avons
pas en vue la suture des tendons, mais bien leur
raccourcissement. Il nous semblerait cependant pré-

férable, si nous nous en rapportons à des observations particulières que nous n'avons pas cru devoir
relater, d'employer pour la suture des fils métalliques. Ces derniers sont parfaitement tolérés par les
tissus, comme nous avons pu maintes fois le constater dans des opérations pratiquées par nos maîtres,
et ils ont sur les fils de catgut l'immense avantage
d'assurer la coaptation des deux extrémités tendineuses pendant un temps beaucoup plus long. On
aura donc moins à craindre un relâchement prématuré des deux bouts avant complète cicatrisation, et,
par conséquent, un allongement du tendon sera
beaucoup moins à redouter. Nous n'insisterons pas
non plus sur la direction d'abord perpendiculaire,
puis parallèle à la surface de section que l'on doit
donner aux fils ; ce sont là des faits bien connus en
médecine opératoire, qu'il serait aussi oiseux de citer
que les précautions antiseptiques à prendre en pareil
cas.

Mais nous venons d'envisager là un cas parti-
culier : celui où les tendons sont divisés et où le
raccourcissement consiste en une simple excision du
tendon précédant la suture.

Le plus souvent, l'opérateur se trouve en présence
de tendons dont la continuité persiste, continuité
qu'il importe de conserver dans la mesure du possible.
Évidemment, la conduite à tenir peut être celle que
nous indiquions plus haut, à savoir la section du tendon suivie de la résection plus ou moins étendue de
l'un ou des deux fragments, et enfin la suture bout
à bout des deux extrémités séparées. Il est inutile

d'insister sur les inconvénients d'une pareille méthode.
Dès la section faite, le bout supérieur tend à remon-
ter dans sa gaine, il faut aller l'y chercher, et si
le tendon a fui à une certaine hauteur, cette recherche
ne pourra se faire sans un traumatisme plus ou moins
grand des tissus, à moins que l'on ait retenu le tendon
par des fils à suture placés à l'avance. Ceci constitue
le moindre inconvénient; il en est d'autres plus impor-
tants :

1° Les troubles de nutrition, que la section même
suivie d'une suture immédiate entraîne fatalement
à sa suite, troubles qui portent sur le tissu tendineux
lui-même, mais qui peuvent retentir tout aussi
bien sur la fibre musculaire dans toute l'étendue du
muscle.

2° Le danger de la rupture des points de suture.
Bien que la méthode antiseptique, en donnant dans
presque tous les cas une réunion par première intention, ait rendu difficile cette complication, il faut
tenir compte néanmoins des accidents septiques
qui peuvent faire échouer la suture (érysipèle, suppuration). Du reste, on peut avoir occasion d'opérer le
raccourcissement dans une région infectée (dans le
cas d'une résection pour arthrite suppurée, ou ostéo-
arthrite tuberculeuse); il est fort possible alors que
la suture cède sous l'influence de la suppuration.

3° En troisième lieu, quelque complète que soit la
suture et quelque parfait que soit l'appareil dans
lequel on immobilise le membre, il y aura toujours
un tiraillement dans les fibres du tendon qui peuvent
plus ou moins se laisser couper par les fils. Ce tirail-

lement inévitable amènera toujours un certain allongement du tendon, allongement auquel viendront en aide les troubles de nutrition. Il est facile de se rendre compte que toute section complète du tendon, même suivie d'une suture immédiate, cause toujours un léger degré d'allongement.

Il importe donc d'opérer sur un tendon dont la continuité ne soit pas détruite, et il est facile d'atteindre ce but en employant un artifice opératoire.

Au lieu de sectionner le tendon, M. le professeur Ollier taille dans le sens de la longueur de celui-ci un lambeau latéral à forme de rectangle très allongé. La continuité persiste donc au moyen de la bandelette tendineuse laissée en place. Il ne reste plus dans ce cas qu'à rapprocher les deux côtés opposés du tendon (petits côtés du rectangle) et à les suturer l'un à l'autre. La bandelette latérale rajustée se replie alors en forme d'oreille sur le côté du tendon ainsi raccourci.

Lorsque le tendon est volumineux, au lieu de le tailler en laissant une seule bandelette sur un des côtés, M. le professeur Ollier a eu l'idée de fendre le tendon de façon à assurer la continuité des fibres des deux côtés à la fois. Pour ce faire, on dissèque et on enlève un lambeau rectangulaire, situé dans l'intérieur même du tendon, et laissant à sa place une véritable fenêtre. On n'a plus alors qu'à adosser bout à bout les deux bords supérieurs de la fenêtre, et à les fixer par des points de suture. Le tendon, ainsi raccourci, prend à cet endroit la forme d'une olive, et l'on trouve les deux bandes latérales étalées très régulièrement sur ses côtés. Ce procédé convient éminemment au tendon

d'Achille, dont la largeur permet facilement la fenestration. Nous l'avons répété souvent sur le cadavre ;
il est des plus simples à faire, et après la suture, on a
deux surfaces très bien amenées au contact; il est
même possible de placer des fils sur les deux bandelettes latérales, et de les adosser par leurs surfaces
cruentées sur une ligne horizontale. On verra, dans
l'observation placée à la fin de notre travail, que ce
procédé a été mis en pratique par notre maître, sur
un malade affecté d'un pied bot talus, et qu'il a été cou-
ronné d'un plein succès, tant au point de vue opératoire qu'au point de vue fonctionnel.

Nous-même avons répété maintes fois sur le cadavre les deux procédés que nous venons d'énumérer ;
et nous avons pris pour cela différents tendons appar-
tenant à la jambe ou à l'avant-bras : tendon d'Achille,
tendons du muscle pédieux, tendons du jambier antérieur, de l'extenseur propre du gros orteil, de l'extenseur commun des doigts, etc. Voici ce que nous avons
remarqué : dans le tendon d'Achille, il n'y a pas
d'hésitation à avoir ; le procédé de la fenestration,
d'une application facile, donne des résultats supérieurs à tout autre. Mais, lorsque l'on s'adresse à un
tendon moins large, comme à celui de l'extenseur
propre du gros orteil (et nous nous adressons de préférence à celui-ci, parce que cela se rapporte à une
indication posée dans un des chapitres précédents),
la fenestration devient très difficile, pour ne pas dire
impossible. Si l'on essaye alors de tailler le tendon, de
façon à ne laisser intacte qu'une seule bandelette
latérale, les difficultés redoublent, et quelque soin que

l'on y apporte, du moins sur le cadavre, il est des
plus pénible d'y arriver. De plus, lorsqu'il s'agit de
mettre des points de suture, la juxtaposition des deux
bouts s'effectue très difficilement, la bandelette latérale amenant un mouvement de bascule, qui fait que
le tendon se contourne sur lui-même.

Aussi, avons-nous eu l'idée de simplifier le procédé
opératoire, et voici ce que nous avons fait. Nous avons
fait une incision dans le sens de la longueur du tendon,
après avoir eu la précaution de passer un fil à suture
directement au-dessus et au-dessous des extrémités
de l'incision. Une fois le tendon fendu ainsi verticalement, on n'a plus qu'à tirer sur les deux fils pour
tranformer la fente verticale en fente horizontale.
Une fois ce premier point de suture assujetti, il est
facile de placer les autres. Ce petit procédé a l'inconvénient de créer un bourrelet, au niveau de la suture,
mais ce bourrelet disparaît à la longue (1). Il a par
contre l'avantage de respecter absolument toutes les
fibres du tendon, et d'assurer, par cela même, leur
complète continuité. Enfin, dernier avantage qui a
bien son prix, il est extrêmement facile à pratiquer
et d'une exécution très rapide.

On nous reprochera peut-être de nous être étendu
avec un peu trop de complaisance sur ces divers points
de technique ; mais nous avons pensé qu'en raison de
la précision des indications, auxquelles répondaient
ces opérations, il n'était pas indifférent d'être fixé sur
le manuel opératoire à suivre. Voici donc comment
nous conseillons de procéder :

(1) On a vu dans une de nos expériences que le tendon reprenait
peu à peu sa forme normale, et cela même en très peu temps.

Après toilette antiseptique totale de la région et application de la bande d'Esmarck, on fait une incision selon le diamètre longitudinal du tendon. Arrivé sur lui, on fait une incision longitudinale sur sa gaîne, qu'il est toujours possible de respecter, et dont on devra même sauvegarder la continuité. Puis on isole le tendon en arrière, comme on le ferait pour un vaisseau que l'on voudrait lier, et l'on passe au-dessous de lui une lame métallique plane (une large spatule par exemple), sur laquelle il est facile d'inciser le tendon comme l'on veut, sans craindre de blesser les parties molles, ni de tirailler celui-là.

Trois points de suture suffisent pour amener une coaptation parfaite des deux bords avivés, et nous croyons devoir accorder pour ces sutures la préférence au fil métallique. Nous n'avons pas ici à entrer dans les détails des sutures; nous avons eu occasion de voir des sutures tendineuses pratiquées à l'aide de fils métalliques, et nous avons pu remarquer avec quelle facilité ils étaient tolérés par les tissus, tout en n'ayant pas les inconvénients du catgut, qui se résorbe parfois beaucoup trop rapidement.

En résumé, toutes les fois que l'on voudra suturer des tendons dans une plaie de résection, on fera bien d'en réséquer une certaine longueur. Lorsque d'autre part on se trouvera en présence de tendons dont il importe de conserver la continuité, on s'adressera aux procédés que nous venons de décrire, et de préférence à la fenestration, lorsque la largeur du tendon le permettra.

No 1

Tendon fenêtré avant
la suture

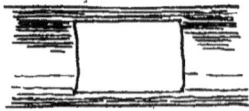

No 1 bis

id. après la suture

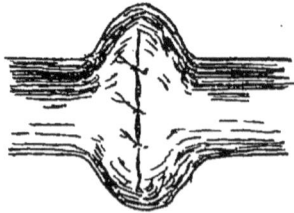

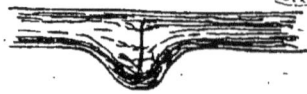

No 2

Bandelette latérale
maintenant la continuité du
tendon.

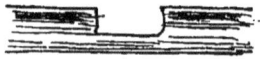

No 2 bis

id. après suture.

No 3

Tendon avec incision verticale

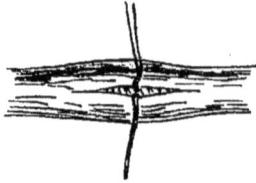

No 3 bis

id. avec l'incision verticale transformée
et la suture.

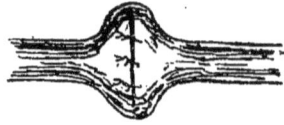

(Communiquée par M. le professeur Ollier.)

Pied bot talus paralytique. — Allongement du tibia et du péroné. — Raccourcissement du fémur. — Maux perforants talonniers.

B..... (Claude), 16 ans, demeurant à Uchizy (Saône-et-Loire), entre à l'Hôtel-Dieu de Lyon, salle Saint-Sacerdos, n° 32, dans le service de M. le professeur Ollier.

Il n'a pas d'antécédents héréditaires, ses deux frères et sa sœur sont en bonne santé. Il avait un frère jumeau qui ne présentait aucune malformation et mourut à l'âge de 15 mois. Il a perdu trois frères ou sœurs, morts du croup.

L'affection actuelle paraît congénitale ; cependant ses parents lui ont toujours affirmé qu'il marchait mieux quand il était tout enfant.

On n'a jamais rapporté dans sa famille à une maladie ou à un accident de la mère l'état actuel du malade.

Quoi qu'il en soit, il a toujours marché avec des souliers, n'appuyant sur le sol que le talon, l'avant-pied relevé, mais il n'a jamais eu besoin de béquilles ; ce n'est que depuis le mois de décembre 1888, qu'une première ulcération douloureuse, bientôt suivie de deux autres, s'étant produite à la face inférieure du talon, il a dû se servir de béquilles.

Infantilisme : organes génitaux peu développés, peau fine, très blanche, couverte sur les membres inférieurs, le dos de préférence, mais en général partout, de taches café au lait, dont quelques-unes présentent une assez grande superficie. L'une de ces plaques surélevée donne la sensation d'une infiltration graisseuse de la peau, d'un lipome sous-cutané. La peau est très flasque sur tout le membre, et tout le mollet présente les signes d'une adipose très marquée.

A le voir debout, on se rend difficilement compte de l'état de déformation possible de son pied : il appuie le corps sur le sol par le talon, l'avant-pied relevé ; mais lorsqu'on le voit au lit, la déformation apparaît très accusée, et alors la face antérieure du pied vient presque s'appliquer sur la face antérieure de la jambe. Il y a une laxité très grande de toutes les articulations du pied, mais plus spécialement de l'articulation tibio-tarsienne ; l'astragale se porte en avant, et le talon forme avec la face postérieure de la jambe un angle obtus. En somme, pied bot talus très marqué, presque direct, il y a cependant un léger degré de valgus. En imprimant des mouvements à la jambe, le pied remue et ballotte (pied de polichinelle). Tous les muscles de la face postérieure et de la face externe de la jambe sont dans un état de relâchement complet. Seuls les jambiers et les extenseurs des orteils ont subi un certain degré de rétraction. Le tendon d'Achille, quelle que soit la position du pied, est toujours relâchée, et la contraction volontaire du triceps sural n'arrive pas à le tendre. Il semble trop

long, car le triceps en somme se contracte, faiblement d'ailleurs et en rapport avec son peu de développement.

Le pied, par suite du relâchement de ses ligaments
et des muscles péroniers, est aplati, en quelque sorte
épaté ; il a une forme sensiblement quadrilatère, et ne
présente pas de voûte plantaire. Lorsque le malade
est debout, les muscles antérieurs de la jambe sont
rétractés et ne permettent pas à l'avant-pied de venir
toucher le sol, on sent leur tendon se dessiner comme
des cordes sous la peau de la région.

Les mensurations donnent les résultats suivants :

Longueur du pied sain.	230ᵐᵐ
— — malade	200 »
Longueur du péroné. — Côté sain	345 »
— — Côté malade. . .	385 »
Longueur du tibia. — Côté sain.	345 »
— — Côté malade	380 »
Longueur du fémur (mesuré du grand trochanter). — Côté sain.	390 »
Longueur du fémur (mesuré du grand trochanter). — Côté malade.	380 »
Diamètre de la jambe (mesuré au mollet). — Côté sain.	260 »
Diamètre de la jambe (mesuré au mollet). — Côté malade.	280 »
Diamètre de la cuisse. — Côté sain.	370 »
— — Côté malade . . .	360 »

Il existe à la face inférieure du talon trois ulcérations arrondies en forme de cratère, d'un diamètre

égal à celui d'une pièce de 20 centimes, entourées d'un léger bourrelet épidermique, et dans lesquelles on ne peut faire pénétrer profondément un stylet. Ces ulcérations suppurent et offrent tout à fait l'apparence de maux perforants plantaires.

Tout autour des ulcérations, comme sur le reste du membre, il ne paraît pas y avoir de troubles de la sensibilité bien marqués.

Les mensurations circulaires de la jambe ne donnent qu'une idée fausse de l'état d'atrophie des fibres musculaires ; en réalité, le triceps sural est très atrophié, mais il existe une hypertrophie considérable du tissu adipeux indiquée par la mollesse du membre et l'épaisseur des plis cutanés. Cette hypertrophie masque en grande partie l'atrophie musculaire. A la cuisse, au contraire, on ne remarque pas d'épaisseur anormale des plis cutanés.

Ganglions inguinaux volumineux, mais non douloureux.

Opération. — *15 février 1889.* — Le malade est anesthésié. Hémostase préventive à l'aide de la bande d'Esmarck. M. le professeur Ollier fait une incision de 6 centimètres sur la ligne médiane en arrière, sur le trajet du tendon d'Achille, à l'union du tiers moyen avec le tiers inférieur de la jambe, de façon à attaquer le tendon dans sa partie la plus large. On le met à nu, et l'on pratique une fenestration sur la hauteur de 4 centimètres, en laissant intactes les deux bandelettes latérales ; de cette façon, la continuité n'est pas interrompue totalement, et en cas de non-réussite de la suture, ces deux bandes, recroquevillées sur les parties latérales, doivent retenir les deux bouts du tendon. On suture les deux feuilles horizontales obtenues par la fenestration ; les deux bourrelets latéraux sont parfaitement manifestes. Cette suture est obtenue par deux fils de catgut. Ceci fait, on suture la plaie, sutures profondes au fil métallique, sutures intermédiaires au catgut. On place un petit drain dans l'angle inférieur de la plaie.

Pendant toute la durée de l'opération, le genou a été maintenu fléchi, et le pied redressé en équinisme aussi prononcé que possible, pour relâcher les fibres du biceps. Le membre est immobilisé dans cette nouvelle position à l'aide d'une attelle plâtrée antérieure avec étrier.

La partie réséquée du tendon a été plus considérable qu'il n'aurait fallu pour amener le membre en bonne position, il fallait tenir compte de ce fait que la cicatrice tendineuse cèderait toujours plus ou moins sous l'influence du travail de rétraction.

20 février. — État général excellent. Pas de fièvre. Pas de douleur au point de vue local.

10 juin 1889. — Le malade est resté dans son attelle plâtrée jusqu'à maintenant ; il ne ressent aucune douleur : ni à la pression de la région, ni pendant la marche. Son pied ne retombe plus sur la partie antérieure de la jambe, il est dans une position normale. La région de l'articulation tibio-tarsienne est toujours flasque, et l'on trouve toujours les traces d'une adipose considérable.

CONCLUSIONS

1° A la suite des résections faites d'après toutes les règles de la méthode sous-périostée, l'adaptation des muscles se fait d'une façon parfaite, soit au point de vue de leur longueur et de leur forme, soit au point de vue de leurs fonctions.

2° Il est assez difficile de déterminer quelle part prennent au raccourcissement total du muscle la portion musculaire et la portion tendineuse; toutefois, la portion musculaire paraît se raccourcir davantage, comme le montrent les résultats expérimentaux.

3° Il en est de même pour les résections pratiquées par la méthode ancienne, dans lesquelles les tendons auront été respectés : l'adaptation se fait dans des conditions semblables; cependant, on remarque d'une manière générale une atrophie musculaire beaucoup plus marquée.

4° La résection d'une petite portion du tendon donne des résultats à peu près semblables à ceux de la ténotomie. Le résultat de nos expériences confirme la théorie de la régénération du tendon par sa gaine.

5° En raison de la constance de l'adaptation fonctionnelle, il est inutile de raccourcir primitivement les tendons. Leur raccourcissement secondaire est cependant indiqué dans certaines déformations consécutives qui relèvent de leur excès ou de leur défaut d'action.

6° Lorsqu'on voudra opérer ce raccourcissement, on s'adressera à des procédés qui n'interrompent pas la continuité du tendon (fenestration, etc.).

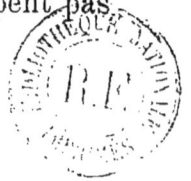

www.ingramcontent.com/pod-product-compliance
Lightning Source LLC
Chambersburg PA
CBHW071105210326
41519CB00020B/6173